ポケットマスター臨床検査知識の整理

臨床血液学

臨床検査技師国家試験出題基準対応

新臨床検査技師教育研究会 編

医歯薬出版株式会社

第2版

発刊の序

　臨床検査技師になるためには，幅広い領域についての知識を短期間のうちに習得することが求められている．またその内容は，医学・検査技術の進歩に伴い常に新しくなっている．さらに，学生生活を締めくくり実社会に出ていくための関門となる国家試験はきわめて難関で，臨床検査技師を目指す学生の負担は大きい．

　本書は，膨大な量の知識を獲得しなければならない学生に対し，効率的に学習を進めるために，そして少しでも勉強に役立つよう，学校での授業の理解を深め，平素の学習と国家試験対策に利用できるように配慮してつくられた．国家試験出題基準をベースに構成され，臨床検査技師教育に造詣の深い教師陣により，知っておかなければならない必須の知識がまとめられている．

　「学習の目標」では，国家試験出題基準に収載されている用語を中心に，その領域におけるキーワードを掲載し，「まとめ」では，知識の整理を促すようわかりやすく簡潔に解説することを心掛けた．一通り概要がつかめたら，○×式問題の「セルフ・チェックA」で理解度を確認し，要点が理解できたら，今度は国家試験と同じ出題形式の「セルフ・チェックB」に挑戦してもらいたい．間違えた問題は，確実に知識が定着するまで「まとめ」を何度も振り返ることで確かな知識を得ることができる．「コラム」には国家試験の出題傾向やトピックスが紹介されているので，気分転換を兼ねて目を通すことをおすすめする．

　持ち運びしやすい大きさを意識して作られているので，電車やバスの中などでも活用していただきたい．本書を何度も

開き段階を追って学習を進めることにより，自信をもって国家試験に臨むことができるようになるだろう．

　最後に，臨床検査技師を目指す学生の皆さんが無事に国家試験に合格され，臨床検査技師としてさまざまな世界で活躍されることを心から祈っております．

新臨床検査技師教育研究会

本書の使い方

1 国家試験出題基準に掲載されている項目をベースに，項目ごとに「学習の目標」「まとめ」「セルフ・チェックA（○×式）」「セルフ・チェックB〔国家試験出題形式：A問題（五肢択一式），X2問題（五肢択二式）〕」を設けています．"国試傾向"や"トピックス"などは「コラム」で紹介しています．

2 「学習の目標」にはチェック欄を設けました．理解度の確認に利用してください．

3 重要事項・語句は赤字で表示しました．赤いシートを利用すると文字が隠れ，記憶の定着に活用できます．

4 「セルフ・チェックA／B」の問題の解答は赤字で示しました．赤いシートで正解が見えないようにして問題に取り組むことができます．不正解だったものは「まとめ」や問題の解説を見直しましょう．

5 初めから順番に取り組む必要はありません．苦手な項目や重点的に学習したい項目から取り組んでください．

授業の予習・復習に

授業の前に「学習の目標」と「まとめ」に目を通し，復習で「まとめ」と「セルフ・チェックA／B」に取り組むと，授業および教科書の要点がつかめ，内容をより理解しやすくなります．

定期試験や国家試験対策に

間違えた問題や自信がない項目は，「まとめ」の見出しなどに印をつけて，何度も見直して弱点を克服しましょう．

臨床血液学 第2版

目 次

1 血液の基礎 ……………………………………………………………… 1
  A 血液の成分 ……………………………………………………… 1
  B 血液の性状 ……………………………………………………… 3
  C 血液の機能 ……………………………………………………… 4
  D 血球の産生 ……………………………………………………… 6
2 血球 ……………………………………………………………………… 14
  A 赤血球 …………………………………………………………… 14
  B 白血球 …………………………………………………………… 21
  C 血小板 …………………………………………………………… 28
3 止血機構 ………………………………………………………………… 33
  A 止血栓の形成 …………………………………………………… 33
  B 血管の機能 ……………………………………………………… 34
  C 血小板の機能 …………………………………………………… 35
  D 止血・血栓形成に関わる因子 ………………………………… 37
4 凝固・線溶系 …………………………………………………………… 42
  A 凝固 ……………………………………………………………… 42
  B 線溶 ……………………………………………………………… 50
5 血球算定に関する検査 ………………………………………………… 57
  A 自動血球計数器法 ……………………………………………… 57
  B 用手法 …………………………………………………………… 63
  C 網赤血球数 ……………………………………………………… 65
  D 血小板数 ………………………………………………………… 67
  E 赤血球沈降速度 ………………………………………………… 68
  F 溶血の検査 ……………………………………………………… 69
6 血液細胞形態・細胞性免疫検査 ……………………………………… 73
  A 塗抹標本の作製法 ……………………………………………… 73
  B 普通染色 ………………………………………………………… 75
  C 特殊染色 ………………………………………………………… 76

  D 血液細胞の観察 ………………………………………………… 81

  E 細胞性免疫検査 ………………………………………………… 86

 7 血管・止血関連検査 ………………………………………………… 93

  A 血管・血小板関連の検査 …………………………………… 93

  B 凝固・線溶の検査 …………………………………………… 96

  C 凝固・線溶阻止物質の検査 ………………………………… 107

 8 赤血球系疾患の検査結果の評価 ………………………………… 118

  A 貧血 ……………………………………………………………… 118

  B 小球性貧血 …………………………………………………… 122

  C 正球性貧血 …………………………………………………… 123

  D 大球性貧血 …………………………………………………… 127

  E 先天性溶血性貧血 …………………………………………… 128

  F 赤血球増加 …………………………………………………… 129

  G 赤血球形態異常 ……………………………………………… 130

 9 白血球系疾患の検査結果の評価 ………………………………… 135

  A 白血球増加 …………………………………………………… 135

  B 白血球減少 …………………………………………………… 139

  C 白血球形態異常 ……………………………………………… 141

  D リンパ球の異常 ……………………………………………… 143

10 造血器腫瘍の検査結果の評価 …………………………………… 148

  A 造血器腫瘍の分類 …………………………………………… 148

  B 急性白血病 …………………………………………………… 149

  C 骨髄増殖性腫瘍および類縁疾患 …………………………… 155

  D 骨髄異形成症候群 …………………………………………… 159

  E 慢性リンパ性白血病および類縁疾患 ……………………… 161

  F 骨髄腫および類縁疾患 ……………………………………… 163

  G 悪性リンパ腫 ………………………………………………… 165

  H その他 ………………………………………………………… 166

11 血栓・止血系の疾患の検査結果の評価 ……………………… 173

  A 血小板減少 …………………………………………………… 173

  B 血小板増加 …………………………………………………… 177

C 血小板機能異常 ……………………………………… 178

D 血小板形態異常 ……………………………………… 180

E 先天性出血性疾患 …………………………………… 181

F 後天性凝固異常 ……………………………………… 183

G 線溶異常 ……………………………………………… 187

H 血管の異常 …………………………………………… 188

I 血栓性素因 …………………………………………… 189

索 引 …………………………………………………………… 194

1 血液の基礎

A 血液の成分

学習の目標

- [ ] 血球（赤血球，白血球，血小板）
- [ ] 血漿
- [ ] 血清
- [ ] 血漿蛋白

 有形成分

①血液は，出血などで体外に出ると凝固が始まる.

②血液を試験管内に入れて放置すると血餅と血清に分かれる.

③試験管内に抗凝固剤を入れると血液は凝固せず，有形成分（血球成分で赤血球，白血球，血小板）と無形成分（血漿）に分かれる.

④血球成分中の白血球は顆粒球（好中球，好酸球，好塩基球），単球，リンパ球の5種類に分けられる.

⑤健常人の末梢血中には未熟な白血球や核をもつ赤芽球は出現せず，赤血球や成熟白血球（桿状核球と分葉核球）のみが存在する. 白血球は核をもつが，健常人の赤血球や血小板は核をもたない. しかし，貧血，感染症，白血病等の病的状態になると，核をもつ赤芽球や幼若白血球（芽球から桿状核球までの各成熟段階の細胞）が出現する. 未熟な細胞が出現することは，病的状態を意味する.

 臨床血液学

臨床血液学は，血球計測，血液細胞の形態観察・機能解析，血漿・血清の成分分析，さらに遺伝子・染色体検査など，習得すべき知識と技術が幅広い分野にわたっています. 本科目は，主に血液疾患を対象としていますが，血液検査がどのような目的で行われるのか，その検査法の原理と結果解析，さらに結果から導かれる診断への評価について理解し，血液検査法の重要性を学びます.

2 無形成分

①有形成分（赤血球，白血球，血小板）は，比重が重い赤血球が下層に沈み赤い層になる．

②赤血球層の上に比重の軽い白血球と血小板が白い層（バッフィーコートともいう）として重なり，その上が無形成分である黄色い血漿層になる．

③血漿の約90%は水分で，他には蛋白質，糖質，脂質，電解質，ホルモンなど100種類以上の成分が溶解している（**図1-1**）．血漿中の蛋白質は血漿浸透圧の維持および各種物質の運搬を担うアルブミン，フィブリノゲンなどの凝固因子や線溶関連因子，免疫グロブリンなどの生体防御因子など種々の機能を担う蛋白質からなっている．

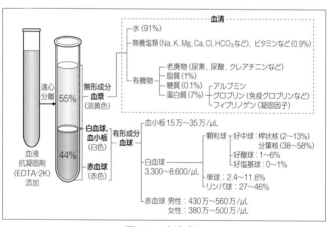

図1-1　血液成分

抗凝固剤の使い分け

血球計測や形態観察用検査にはEDTA-2Kを1.5〜2.2mg/mLの濃度で使用する．

凝固・線溶系検査と赤血球沈降速度にはクエン酸Na液を用いる．それぞれ，109mmol/Lクエン酸Na液と全血の混合比を1：9，1：4にして使用する．

迅速を要する生化学検査や動脈血ガス分析用にはヘパリンを使用する．

B 血液の性状

血液量

①血液量は体重の約1/13, 約8%で, 成人では約5Lである.

②急に体内から血液が15〜30%失われた場合, 血圧の低下, 頻呼吸, 尿量の減少が生じる. 30〜40%の出血では血圧低下, 無尿, 意識障害が進み, 生命に危険が生じる.

③循環している血液が循環血液量で, 循環血球量と循環血漿量とを合わせたものである.

④循環血球量は循環赤血球量とほぼ等しく, 放射性同位元素 (^{51}Cr や ^{32}P) で標識して測定され, 基準範囲は体重1kgあたり65mLである.

比重

①比重とは等容量の純水の重量を1としてその物質の重量比を表した値で, 全血比重は主として赤血球内のヘモグロビン量に相関している.

②全血比重値は献血前のスクリーニングに使用され, 硫酸銅法で測

血餅と血清

①血液は凝固するとフィブリノゲンがフィブリン網状になり, 赤血球, 白血球, 血小板などの有形成分を取り込む. これを血餅といい, 残りの成分を血清という. 血清は無形成分である血漿からフィブリノゲンなどを除いたものである.

②血清は血液が凝固するときに凝固因子・凝固抑制因子などを消費するため, 血漿中からフィブリノゲンがなくなり, そのほかの凝固因子やアンチトロンビンなどの凝固抑制因子の量も減少している.

定される．全血比重1.053以上が献血に適しているとされる．

③粘度とは物質がもつ粘りの度合いのことで，血液粘度は水を基準とした相対値で表される．細管粘度計と回転粘度計が用いられる．

表1-1 健常人の全血比重，血漿比重

	男性	女性
全血比重	1.055〜1.063	1.052〜1.060
血漿比重	1.024〜1.030	

C 血液の機能

学習の目標

- □ 物質の運搬
- □ 生体の調節
- □ 生体の防御
- □ 止血

物質の運搬

①血液は，栄養素など生体外から取り入れた物質や生体内で産生された多くの物質を運搬する．

②酸素や二酸化炭素の運搬・ガス代謝は赤血球が主に行う．

③代謝で発生した老廃物，脂質，ホルモン，ミネラルなどは，アルブミンなどの血漿蛋白と結合して運搬される．

生体の調節

①体液量は，飲食によって体内に入った水分と代謝活動によって発生した水分，ならびに腎臓からの排泄によって調節される．

②体内の浸透圧は，血中の電解質とアルブミンなどの血漿蛋白により調節される．浸透圧は腎から排泄される水とナトリウム量によって調節される．浸透圧が上がると下垂体後葉からの抗利尿ホルモン分泌が増加して，腎尿細管における水の再吸収が増し，反対に

浸透圧が下がれば抗利尿ホルモン分泌が抑制されて水分の排泄が増加する．塩分摂取により血中のナトリウム濃度が高くなると，血管内の水分量が増え，むくみや高血圧の原因になる．栄養不足やネフローゼ症候群などでアルブミンが低下すると浮腫を起こす．

③生命維持のために，血液のpHは7.35〜7.45に厳密に維持されている．

④血液が全身を循環して熱を均等化したり，皮下を流れるときに体表面から熱を放出させることで体温が適温に保たれ，それにより体内の代謝活動が円滑に行われる．

❸　生体の防御

①各種白血球，免疫グロブリン，補体，サイトカインなどは生体防御に関係する．

②白血球のうち好中球や単球は異物を貪食し殺菌し，リンパ球は抗体を産生する体液性免疫や細胞性免疫に重要な役割を果たす．

❹　止血

①血管が損傷すると生命維持のために止血機構が動きはじめる．

②血液中の血小板や凝固因子が止血作用の主な役割を果たす．

生体の調節

血液の酸塩基平衡は，主に①ヘモグロビンや血漿蛋白による蛋白緩衝系，②肺からの二酸化炭素排出，③腎臓からの酸・アルカリ排出によって維持されている．

D　血球の産生

学習の目標

- □ 胎生期造血
- □ 血球の分化・成熟
- □ 造血因子
- □ 造血器官（骨髄，リンパ組織，脾臓，髄外造血）
- □ 血球回転

 胎生期造血

①胎児期は発生時期によって造血場所が変わる．

②造血は，胎生初期（胎生2～10週）は卵黄嚢，胎生中期（胎生1月～出生時，ピークは胎生3～6月）は肝臓，および脾臓（胎生3～7月），胎生後期（胎生4月～出生時）と出生後は主として骨髄で行われる．

 血球の分化・成熟

①造血幹細胞（多能性造血幹細胞）がすべての血液細胞の共通の起源であり，一般的にCD34陽性細胞である．

②造血幹細胞は自己複製能と多分化能をもっているため枯渇せず，末梢に血球を供給し続けることができる．

③造血幹細胞は主に骨髄中で造血前駆細胞を経て，増殖・分化し，成熟細胞となって末梢組織で機能を発揮する．

 造血因子

①造血幹細胞が増殖・分化・成熟するためには，造血微小環境と造血因子が必要である．骨髄において造血幹細胞と支持細胞（骨芽

 造血の場所

造血は，胎生初期は卵黄嚢，胎生中期は肝臓および脾臓，胎生後期から出生後は主として骨髄と造血場所が変わるので注意が必要である．

細胞, ストローマ細胞, 細網細胞) などが織り成す微小環境を造
血幹細胞ニッチとよぶ.

②造血因子には, 造血幹細胞ニッチで造血幹細胞の自己複製や多分
化能に関与するIL-3, IL-6, SCFなどがある. 骨髄造血因子に
は, 赤血球に関与するエリスロポエチン, 白血球に関与する各種
コロニー刺激因子, 血小板に関与するトロンボポエチンなどがあ
る (**表1-2**).

表1-2 主な造血因子

造血因子	産生細胞(産生臓器)	刺激する細胞
エリスロポエチン (EPO) (腎障害による貧血の治療薬)	腎細胞 (腎臓)	赤芽球系前駆細胞, 赤血球
顆粒球コロニー刺激因子 (G-CSF) (顆粒球減少の治療薬)	マクロファージ, 骨髄間質細胞	好中球系前駆細胞, 好中球, 好酸球, 単球
顆粒球・マクロファージコロニー刺激因子 (GM-CSF)	T細胞, マクロファージ, 骨髄間質細胞	好中球マクロファージ系前駆細胞, 好中球, 好酸球, 単球
マクロファージコロニー刺激因子 (M-CSF)	マクロファージ, 骨髄間質細胞	マクロファージ系前駆細胞, 単球, マクロファージ
トロンボポエチン (TPO)	肝細胞 (肝臓)	巨核球系前駆細胞
インターロイキン-2 (IL-2)	T細胞	T細胞, B細胞
インターロイキン-3 (IL-3)	T細胞	造血幹細胞, 肥満細胞
インターロイキン-4 (IL-4)	T細胞	B細胞, 肥満細胞
インターロイキン-5 (IL-5)	T細胞	B細胞, 好酸球
インターロイキン-6 (IL-6)	T細胞, マクロファージ	造血幹細胞, 巨核球, 形質細胞
stem cell factor (SCF, kitリガンド)	骨髄間質細胞	造血幹細胞, 肥満細胞

骨髄造血因子の臨床応用

エリスロポエチンは腎障害による貧血の治療薬, G-CSFは顆粒球減少の
治療薬, トロンボポエチン受容体作動薬は血小板減少の治療薬として, 患
者に投与されている.

4 造血器官（骨髄，リンパ組織，脾臓，髄外造血）（図1-2）

1．骨髄

　骨髄は全身の骨の骨質に囲まれた骨腔を満たしている組織で，全血液細胞を産生する．胎生後期から幼小児期は全身の骨髄で血球を産生するため赤色髄だが，成人になるにつれて血液細胞を産生しなくなり，脂肪細胞に置き換えられ黄色髄になる．

2．リンパ組織

①主としてリンパ系の細胞が集まった組織で，全身に散在している．
②代表的なものがリンパ節であるが，胸腺，脾臓も一種のリンパ組織である．
③リンパ節は，主にＢ細胞（Ｂリンパ球）からなる濾胞が存在する皮質，Ｔ細胞（Ｔリンパ球）が多い傍皮質，形質細胞が集合している髄質から構成される．

3．脾臓

①脾臓は，血液が豊富で赤くみえる赤脾髄と灰白色にみえる白脾髄がある．
②健常な赤血球は赤脾髄中の複雑な血管網をすり抜けて脾静脈に向

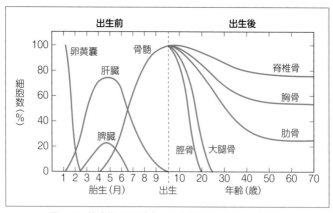

図1-2　胎生期および成人の造血組織の広がりと退縮

（奈良信雄：V 血球の産生と崩壊．最新臨床検査学講座 血液検査学．第2版，p15．医歯薬出版，2021）

かうが，老化あるいは傷害された赤血球は脾洞でマクロファージに捕捉・処理され，ヘモグロビン中の鉄原子が回収される．

③白脾髄にはリンパ球が多く分布し脾小節を形成し，抗原刺激により抗体産生の場となる．

④血球の貯留の場にもなり，血小板の総数の約1/3が脾臓に貯留されている．

4．胸腺

胸腺は胸骨の後方にあるリンパ性組織である．T細胞の分化・成熟の場であるが，小児期に発達し思春期以降には退化して脂肪組織に置き換わる．

5．髄外造血

①出生後の造血の場は骨髄だが，骨髄線維症などの病気になると脾臓，肝臓，ときにリンパ節が造血の場になることがある．これを髄外造血とよび，発生学的には胎生期の造血臓器が復活した逆戻り現象とみる．

②髄外造血では一般的に，幼若白血球や赤芽球が末梢血中に現れやすい．

造血器官

①高齢者の造血は，体幹部の扁平骨や短骨である胸骨および，椎骨や骨盤骨などで主に行われる．

②リンパ節は，リンパ液の濾過，マクロファージによる貪食および免疫への関与などにより，生体防御に大きな役割を果たしている．

③胸腺にはハッサル小体とよばれる特有の構造物がある．

5 血球回転 (図1-3)

①造血幹細胞は自己複製能と多分化能があり，細胞を維持，増殖させる．

②血球回転は細胞周期ともいい，間期と分裂期に分けられる．

③細胞周期の間期では細胞が増殖を開始して，G_1期（第一間期），S期（DNA複製），G_2期，M期（染色体の分配・核分裂・細胞分裂などの分裂期）を経て2個の細胞となり，出発点に戻る．

④増殖を休止した細胞は，G_1期に戻らずG_0期（静止期）に移行する．

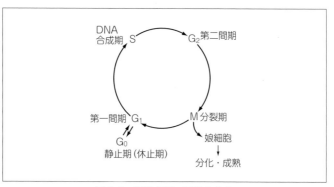

図1-3　細胞分裂の周期と分化

（奈良信雄：V 血球の産生と崩壊. 最新臨床検査学講座 血液検査学. 第2版, p15. 医歯薬出版, 2021）

サイトカインストーム (cytokine storm)

COVID-19などの感染症や基礎疾患，薬剤投与などにより，血中サイトカイン（IL-1，IL-6，TNF-αなど）の異常上昇が起こり，免疫系のバランスの乱れなどが発生し，好中球の活性化，血液凝固機構活性化，血管拡張などを介してショック・播種性血管内凝固（DIC）・多臓器不全にまで進行することがある．この状態をサイトカインストームといい，一種の免疫の暴走とも捉えられている．

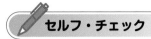

セルフ・チェック

A 次の文章で正しいものに○，誤っているものに×をつけよ．

	○	×
1. 血液から有形成分を除いたものは血漿である．	□	□
2. 末梢血中の細胞はすべて核をもっている．	□	□
3. 血液は凝固するとフィブリノゲンがなくなる．	□	□
4. 血液量は体重の約13％である．	□	□
5. 循環血球量は主として循環赤血球量のことである．	□	□
6. 全血比重1.053以上は献血が可能である．	□	□
7. 浸透圧に最も影響するのはナトリウムである．	□	□
8. 染色体が観察される細胞周期はM期である．	□	□
9. 代謝で発生した物質は主にアルブミンと結合して運搬される．	□	□
10. 血液のpHは7.25〜7.45に厳密に維持されている．	□	□
11. 造血幹細胞が増殖・分化・成熟するためには，造血因子があればよい．	□	□
12. 好中球や単球は生体防御に関係している．	□	□
13. 顆粒球コロニー刺激因子（G-CSF）は顆粒球減少の治療薬として使われる．	□	□
14. インターロイキン-2は，T細胞で産生される．	□	□
15. 胎生期の造血は発生時期によって造血場所が変わる．	□	□
16. 骨髄はすべての血液細胞を産生する．	□	□
17. エリスロポエチン（EPO）は腎臓で産生される．	□	□
18. 赤芽球系前駆細胞の成熟過程にはトロンボポエチン（TPO）が関与する．	□	□
19. 髄外造血では末梢血に幼若な血球が出現しやすい．	□	□
20. 細胞周期の間期ではG_1期，S期，G_2期，M期を経て2個の細胞となる．	□	□

A 1-○，2-×（赤血球と血小板には核がない），3-○，4-×（約8％），5-○，6-○，7-○，8-○，9-○，10-×（7.35〜7.45），11-×（造血微小環境も必要である），12-○，13-○，14-○，15-○，16-○，17-○，18-×（エリスロポエチンが関与する），19-○，20-○

B

1．血液検査で血球計測に用いられる抗凝固剤はどれか．
　　□　① クエン酸ナトリウム
　　□　② ACD（acid citrate dextrose）
　　□　③ フッ化ナトリウム
　　□　④ EDTA-2K
　　□　⑤ ヘパリン

2．造血について誤っているのはどれか．
　　□　① 骨髄での造血は胎生4カ月頃から開始される．
　　□　② 造血幹細胞は自己複製能と多分化能を有する．
　　□　③ IL-3は造血因子の一種である．
　　□　④ 細胞周期のM期でDNAの複製が起こる．
　　□　⑤ 病的な状態で肝臓，脾臓，リンパ節などで造血が行われ
　　　　　ることを髄外造血とよぶ．

3．造血器官について誤っているのはどれか．
　　□　① 赤血球は脾洞でマクロファージに捕捉・処理され，ヘモ
　　　　　グロビン中の鉄原子が回収される．
　　□　② 骨髄は成人になるにつれて脂肪細胞に置き換えられる．
　　□　③ 胸腺，脾臓は一種のリンパ組織である．
　　□　④ 脾臓は血小板の貯留の場である．
　　□　⑤ 胸腺はB細胞の分化・成熟の場である．

B　1-④（①凝固検査や赤血球沈降速度，②輸血，③血糖値，⑤生化学検査），
2-④（S期），3-⑤（T細胞）

4. 血液の性状, 機能について**誤っている**のはどれか.
- □ ① 30〜40％の出血は血圧低下, 無尿, 意識障害が進み, 生命に危険が生じる.
- □ ② 血液比重は性差がない.
- □ ③ 血液を試験管内に入れて放置すると血餅と血清に分かれる.
- □ ④ 凝固剤を添加した血液は血球層の上に白血球と血小板の白い層（バッフィーコート）がある.
- □ ⑤ 体温は血液が全身を循環して体表面から熱を放出させることで適温に保たれる.

5. 細胞の性状, 機能について**誤っている**のはどれか.
- □ ① 造血幹細胞（多能性幹細胞）— CD20陽性
- □ ② 好中球 ──────────── 貪食, 殺菌作用
- □ ③ 血小板 ──────────── 止血作用
- □ ④ 単球 ──────────── 貪食, 殺菌作用, 抗原提示
- □ ⑤ 赤血球 ──────────── 二酸化炭素の運搬

6. 血液の機能で**誤っている**のはどれか.
- □ ① 赤血球は肺でガス交換して得た酸素を全身の臓器に配布する.
- □ ② 吸収した栄養素を全身の組織に配布する.
- □ ③ 血液中のナトリウム量は体内の浸透圧を調節する.
- □ ④ 生命維持に不可欠な内分泌物質（ホルモン）を運ぶ.
- □ ⑤ サイトカインは主に好中球から産生される.

B 4-②（性差がある）, 5-①（CD34陽性）, 6-⑤（リンパ球）

2 血球

A 赤血球

産生と崩壊 (図2-1)

①骨髄内で，多能性造血幹細胞は造血因子の調節を受けて，骨髄球系幹細胞とリンパ球系幹細胞になる．

②さらに，骨髄球系幹細胞は赤芽球系，白血球系，巨核球系の前駆細胞に分化する．

③赤血球系前駆細胞(BFU-E，CFU-E)は，ホルモンの一つであるエリスロポエチン(EPO)の作用を受けて増殖・分化・成熟し，前赤芽球，好塩基性赤芽球，多染性赤芽球，正染性赤芽球，網赤血球，成熟赤血球になる．

④前赤芽球，好塩基性赤芽球，多染性赤芽球までは分裂が起こるが，正染性赤芽球以降は分裂せず成熟するのみである．

⑤核形はすべて円形であるが，核のクロマチン(染色質)は赤芽球の成熟とともに濃縮し，正染性赤芽球で脱核し，網赤血球，赤血球となり骨髄内から末梢血中に放出される．

⑥好塩基性赤芽球以降は，細胞質内でヘモグロビン合成が開始される．ヘモグロビン産生量により細胞質の色調がRNAの濃青色からヘモグロビンの橙紅色に変わっていく．多染性赤芽球では最も

網赤血球数の増加が意味するところ

網赤血球数は骨髄での赤血球系細胞の産生能を反映する．
溶血性貧血，大量出血，鉄欠乏性貧血の治療開始後は増加し，再生不良性貧血では低下する．しかし，悪性貧血などの無効造血では，骨髄の造血が活発になっても網赤血球数が必ず増えるわけではない．

多彩な色調となる.

⑦脱核した直後の網赤血球は細胞質内にRNAを含有しているため好塩基性の赤血球となり, 超生体染色法(ブレッカー法)により網状・顆粒状の濃青色の陽性構造物が染め出される.

⑧骨髄内での成熟は, 前駆細胞から正染性赤芽球まで成熟して脱核するまでに約5日を要する. 赤血球が末梢血中に放出され寿命を終えて脾臓のマクロファージに貪食され崩壊するまでは, 約120日である.

2 形態と機能

1. 形態

骨髄における赤血球系細胞の成熟過程において, 形態学的に確認できるのは前赤芽球からである.

①赤血球系細胞:成熟につれて直径および核-細胞質(N/C)比が小さくなり, クロマチンが濃縮し粗剛化してくる.

②前赤芽球:直径が20〜25μm, N/C比が60〜70%, 核が比較的中央に位置する. クロマチン構造は顆粒状微細で, 核小体があり, 濃紫色に染まる. 細胞質は濃青色で, 狭く明瞭な核周明庭を認める.

③好塩基性赤芽球:直径が16〜20μm, N/C比が50〜60%, 核が比較的中央に位置する. クロマチン構造は顆粒状で, 核小体がなく, 細胞質は濃青色で核周明庭を認める.

④多染性赤芽球:直径が12〜18μm, N/C比が40〜50%, 核が比較的中央に位置する. クロマチン構造は粗剛で, 一部塊状で核小体がない. 細胞質は産生されたヘモグロビン量の違いにより, 淡青色から橙紅色に近いものまで多彩な色調.

⑤正染性赤芽球:直径が8〜10μm, N/C比が20〜30%, 核が比較的中央に位置する. クロマチン構造は濃縮し構造はみられず,

---

細胞骨格蛋白

細胞骨格蛋白などに先天的な異常があると, 赤血球が構造を維持できなくなり, 遺伝性球状赤血球症や遺伝性楕円赤血球症となり, 溶血を起こしやすくなる.

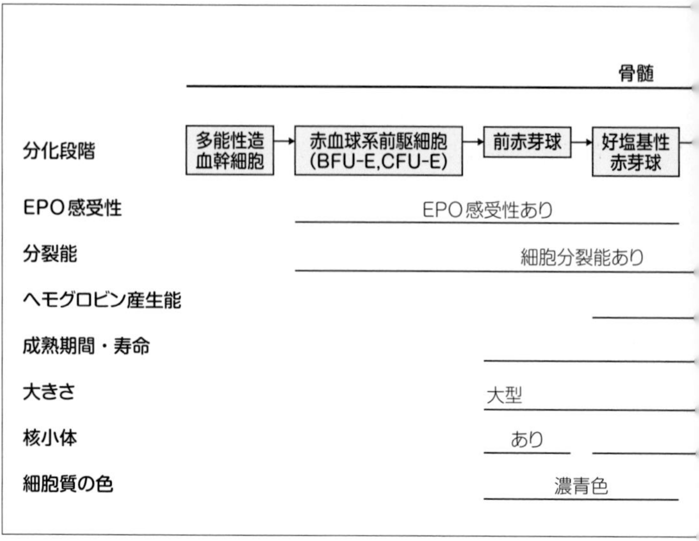

分化段階	多能性造血幹細胞 →	赤血球系前駆細胞 (BFU-E,CFU-E) →	前赤芽球 →	好塩基性 赤芽球 →
			骨髄	
EPO感受性		EPO感受性あり		
分裂能			細胞分裂能あり	
ヘモグロビン産生能				
成熟期間・寿命				
大きさ		大型		
核小体		あり		
細胞質の色			濃青色	

図2-1 赤血球の分化・成熟

　　核小体はない. 細胞質は正常赤血球とほぼ同じ橙紅色.

⑥網赤血球：幼弱な赤血球で, 正常な赤血球より少し大きく, 比重は軽い. 細胞質は青みの強い赤血球（多染性赤血球）である.

⑦赤血球：扁平で直径が7〜8μm, 厚さ2μmで両側が凹んだ円盤状の形態を示し, 核や細胞内封入体は正常では認めない.

⑧赤血球の円盤状形態は表面/容量比が最も大きく, ガス交換を容易にしている. さらに球形より変形能に富み, 毛細血管で適切な動きが可能となる.

ガス交換

肺では高い酸素分圧, 高いpH, 低い2,3-DPGでヘモグロビンが酸素と高効率に結合し, 組織では低い酸素分圧, 低いpH, 高い2,3-DPGで酸素を組織に供給しやすくなっている.

赤血球内の炭酸脱水酵素による二酸化炭素（CO_2）から重炭酸イオン（HCO_3^-）への変換反応は, 血液pHの調節に重要な役割を果たしている.

				末梢血	組織 (脾臓など)
→多染性赤芽球	→ 正染性赤芽球	脱核 → 網赤血球	→ 赤血球	→ 赤血球破壊	

ヘモグロビン産生能あり			
成熟まで約5日		1～2日	120日
		小型	
なし			
多彩な紫色		橙紅 (ヘモグロビン) 色	

⑨赤血球の膜は脂質と蛋白質から構成されている．グリコフォリン
やバンド3などの糖蛋白が脂質二重膜の内外を貫通している．

⑩膜の裏打ち構造として，細胞骨格蛋白のスペクトリンが網目を，
その間をアンキリンやバンド4.1，バンド4.2がつないで赤血球
の立体構造を維持している．

2．機能

①赤血球は血色素（ヘモグロビン）を含んでおり，それによって酸
素と二酸化炭素を運び，ガス交換の機能を果たす．酸素に富み二
酸化炭素の少ない肺では，赤血球中のヘモグロビンは酸素飽和度
がほぼ100％の酸素化ヘモグロビン（HbO_2）になる．組織では酸
素分圧は20～40mmHgとなり，酸素分圧の差から酸素を組織に
供給し，還元型ヘモグロビン（脱酸素ヘモグロビン）となる．

②ヘモグロビンの酸素結合能は，pHによって異なる．組織内では
産生された二酸化炭素（CO_2）が赤血球内の炭酸脱水酵素によって
重炭酸イオン（HCO_3^-）に変換されpHが低下し，酸素を放出しや
すくなる．逆に肺では，HCO_3^-がCO_2に戻り呼気でCO_2を吐き
出すことで，pHが上昇しヘモグロビンが酸素と結合しやすくな

る．これをボーア効果という．

③ヘモグロビンの酸素親和性の調節にはpHの変化だけでなく赤血球内2, 3-DPG（2, 3-ジホスホグリセリン酸）もかかわっている．2, 3-DPGは糖の中間代謝産物で，ヘモグロビンの酸素親和性を弱める．ヒトでは高地適応，貧血や心不全・呼吸不全などの低酸素血症で2, 3-DPG濃度が上昇し，組織に酸素を放出しやすくする．

3 生化学

1．赤血球成分

赤血球の成分の1/3は細胞質内蛋白質と脂質であり，残りの約2/3は水分である．赤血球の細胞質内蛋白質の97％はヘモグロビンで占められており，ヘモグロビンが肺から取り入れた酸素（O_2）と結合し，全身各所へ酸素を運搬・供給し，入れ替わりに二酸化炭素（CO_2）を回収する．

2．ヘモグロビンの構造

①ヘモグロビンはヘムとグロビンが結合した蛋白質で，ヘムはポルフィリン環の中央に2価の鉄原子が配置されており，ヘムにグロビンペプチドが1対1で結合して1つのサブユニットを構成している．鉄は3価イオンになると酸素が結合できないので，3価のメトヘモグロビンは酸素と結合できない．

②ヘムにはα，β，γ，δの4種類のグロビン鎖があり，ヘモグロビンはα鎖2本と非α鎖2本のヘテロテトラマーである．ヘモグロビンには$\alpha 2 \beta 2$（HbA），$\alpha 2 \delta 2$（HbA2），$\alpha 2 \gamma 2$（HbF）の3種類がある．胎生時に産生されるヘモグロビンは胎児型（HbF）であるが，成長につれて成人型ヘモグロビン（HbAが97％，HbA2が約2％）に置き換わり，HbFは1％程度になる．

3．鉄の代謝・再利用・貯蔵

①老朽化あるいは傷ついた赤血球は，脾臓内のマクロファージに

糖化ヘモグロビン（HbA1c）と糖尿病

HbAにブドウ糖が可逆的に結合したものがHbA1cで，高血糖状態になると比率が高くなる．HbA1cは過去の1～2ヵ月間の血糖状態を反映するので，糖尿病の診断基準に用いられる．

よって貪食処理され，ヘモグロビンはヘムとグロビンに分けられ，ヘムが回収される．ヘムはさらにプロトポルフィリンと鉄に分けられる．

②マクロファージ内に取り込まれた鉄は貯蔵鉄となるが，ヘム合成時に再利用され，プロトポルフィリンはビリベルジンを経て不溶性の遊離型（間接）ビリルビンとなり，血中に出てアルブミンと結合する．

③間接ビリルビンは肝細胞に取り込まれてグルクロン酸抱合を受けて，水溶性の直接ビリルビンになる．

④赤血球が壊れてヘモグロビンが赤血球外に放出されることを溶血という．一般に溶血には，主に脾臓で起こる血管外溶血と血管内で起こる血管内溶血がある．

⑤血管内溶血時に放出されたヘモグロビンは，速やかにハプトグロビンと結合し，肝臓や骨髄でマクロファージにより処理される．

4．鉄の吸収・体内鉄

①鉄は食物中では3価で存在する．これを摂取することで，胃酸により鉄が2価に還元され，2価鉄となって十二指腸，空腸上部で吸収される．吸収された鉄は腸上皮で再び3価に酸化され，トランスフェリンと結合し，骨髄へ運搬される．

②体内の鉄の総量は3〜4gであり，その約70％が赤血球内のヘモグロビン鉄，約25％が肝臓や脾臓中の貯蔵鉄（フェリチン，ヘモジデリン），残りはミオグロビンや血清鉄（トランスフェリン鉄）である．

③毎日約1mgの鉄が汗，尿，便から体外に排泄される．食事により摂取された約20〜30mgの鉄のうち，1〜2mgが十二指腸から空腸上部で吸収され，鉄の排泄と吸収のバランスが保たれている．

 血管内溶血の診断指標

病的な血管内溶血が起こると血中ハプトグロビンが急速に消費されるので，血中ハプトグロビンの低下は溶血の鋭敏な指標となる．大量の出血ではヘモグロビン尿，ヘモジデリン尿も検出される．

④ヘモグロビン合成に利用される鉄は20～30mgであるが，食事から吸収される鉄に比べ，寿命により崩壊した赤血球由来の鉄を再利用する方が圧倒的に多い．鉄は容易に外部から補充されないので，大量出血や持続的な少量の出血があると鉄欠乏になりやすい．

鉄利用調節因子（フェロポーチンとヘプシジン）

近年，新しい鉄代謝の分子メカニズムが明らかになってきた．その一つが生体内の鉄量を調節するヘプシジン・フェロポーチンシステムである．

体内で利用される鉄の大部分は，マクロファージが老化した赤血球を処理した再利用鉄で，残りは食物中の鉄であり腸上皮細胞（十二指腸，空腸上部）で吸収された鉄である．再利用鉄と吸収鉄は，血清中のトランスフェリンによって骨髄へ運ばれヘモグロビン産生に利用される．

両方の鉄がトランスフェリンと結合するためには，鉄がマクロファージや腸上皮細胞内から血液中へと排泄される必要がある．この排泄を担う蛋白質がフェロポーチンである．生体における鉄利用にとってこれら細胞のフェロポーチンの発現量はきわめて重要であり，その発現を調節するのが肝臓から分泌されるヘプシジンである．ヘプシジンの産生も複数の因子によって制御されるが，細菌感染や炎症などのストレスでヘプシジンの分泌が亢進すると，血液中の鉄レベルが抑えられる．その結果として慢性炎症に伴う貧血が発症する．

B　白血球

1　産生と崩壊（図2-2）

顆粒球系（好中球，好酸球，好塩基球）

①骨髄系幹細胞から分化した顆粒球-単球系前駆細胞（CFU-GM）
　は，顆粒球コロニー刺激因子（G-CSF）や顆粒球・マクロファー
　ジコロニー刺激因子（GM-CSF）などの作用を受けて増殖・分化
　するが，形態学的に顆粒球-単球系前駆細胞（CFU-GM）の同定は
　困難である．

②顆粒球-単球系前駆細胞（CFU-GM）は各種コロニー形成因子の作
　用を受けて増殖・分化・成熟し，好中球系の骨髄芽球，前骨髄
　球，骨髄球，後骨髄球，桿状核球，分葉核球へ，また一方で単球
　へと分化する．

③なお，好酸球は好酸球系前駆細胞，好塩基球は好塩基球系前駆細
　胞から，それぞれのサイトカインの作用により分化・成熟する．

④骨髄芽球，前骨髄球，骨髄球までは分裂が起こるが，後骨髄球以
　降は分裂せず成熟するのみである．

⑤骨髄芽球が増殖・分化して成熟好中球が末梢血中に出現するまで
　に7〜14日必要である．成熟した好中球は血中では約10時間滞
　在し組織に出て行き，再び血管内に戻ることはない．

⑥好中球は巨大な骨髄プールと循環プールおよび辺縁プールを形成
　している．80〜300億個が循環プールとして末梢血中に存在し，
　辺縁プールにも同程度がプールされている．さらに骨髄にはこの
　10〜30倍程度プールされている．循環および辺縁プール内では
　互いに容易に移行することができる．

⑦組織に移行した好中球は，2〜3日後には組織内でアポトーシス
　を起こしてマクロファージに貪食されたり，感染巣で死んだり，

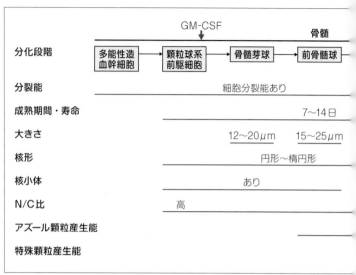

図2-2 白血球（顆粒球）の分化・成熟

消化管内に遊出して失われる.

単球系

①単球系細胞で形態学的に最も未熟な細胞は単芽球で，これは前単球，単球の順に分化する.

②前単球は約50時間で単球まで成熟し，骨髄から末梢血中に出るが，2〜3日で組織に遊出してマクロファージとなり機能を発揮する.

リンパ球系

①多能性造血幹細胞から分化したリンパ球系幹細胞は，B細胞（Bリンパ球），T細胞（Tリンパ球），NK細胞へと分化する.

②Tリンパ球の前駆細胞は骨髄から胸腺に移行し，成熟したTリンパ球となり，末梢血，リンパ節，脾臓に移行する.

③Bリンパ球は骨髄内で分化する.免疫グロブリン重鎖遺伝子に次いで軽鎖遺伝子の再編成が起こり，成熟したBリンパ球となる.

④成熟Bリンパ球はリンパ節，末梢血，脾臓に移行し，その一部は

			末梢血		組織
→ 骨髄球 →	後骨髄球 →	桿状核球 →	分葉核球 →		分葉核球
			約10時間		2〜3日
12〜20μm				小型	
		核に凹み		分葉	
	なし				
				低	
アズール顆粒(一次顆粒)あり					
特殊顆粒(二次顆粒)あり					

　　IL-6などにより最終的に形質細胞に分化し，抗体産生細胞として
　骨髄内に戻る.
　⑤リンパ球は複雑な細胞回転をするので寿命は一定ではなく，半年
　　〜数年に及ぶ長寿命のものから，3〜4日の短寿命のものまであ
　　る. 免疫担当細胞の多くは長寿命である.

形態と機能

顆粒球系(好中球，好酸球，好塩基球)

1. 形態
　①形態学的に鑑別できるのは骨髄芽球以降の細胞である.
　②前骨髄球が最も大型で，直径が15〜25μm(骨髄芽球の直径が
　　12〜20μm)である. 骨髄球(直径が12〜20μm)以降は成熟す
　　るほど小型化し，それに伴いN/C比が高値(80%)から低値
　　(20%)となる.
　③核は成熟につれて円形から中央が凹み，やがて分葉する. 未熟な

骨髄芽球の核のクロマチンは繊細で核小体が存在するが，成熟につれてクロマチンが濃縮し核小体も消失する．

④好中球は成熟段階に応じて細胞質に特徴的な顆粒が出現してくる．骨髄芽球は細胞質に顆粒が存在しないが，前骨髄球になるとアズール顆粒（一次顆粒）が出現し，骨髄球以降になると好中球，好酸球，好塩基球とそれぞれ特有の特殊顆粒（二次顆粒）が出現する．

⑤アズール顆粒にはミエロペルオキシダーゼやリゾチームが含まれ，特殊顆粒にはラクトフェリンやアルカリホスファターゼなどが含まれている．

⑥成熟好中球は直径が12〜15 μmで，核はクロマチンが濃縮し粗剛で，細胞質は薄橙紅色の特殊顆粒で占められている．
末梢血には桿状核球，分葉核球が出現する．桿状核球の核は分葉を認めず，彎曲した棒状を示す．より成熟した分葉核球の核は分葉（2〜5分葉）を示す．

⑦好酸球は直径が12〜17 μmで好中球よりもやや大きく，核は分葉するが2分葉のものが多い．細胞質は粒が均一で大きい橙色の特殊顆粒が細胞質全体に分布する．

⑧好塩基球は直径が10〜14 μmで好中球よりもやや小型の細胞で，核は分葉している．
細胞質は異染性（メタクロマジー）を示す黒紫色の特殊顆粒を有する．この顆粒は水溶性であるために染色時に抜け落ちやすく，顆粒がまばらに染まってみえることがある．

2．機能
（1）好中球
①好中球には接着，遊走，貪食，脱顆粒，活性酸素および生理的活性物質の産生，殺菌，消化などきわめて多くの機能が備わっている．
②好中球が異物を貪食して食胞が形成されると，アズール顆粒および特殊顆粒が食胞と癒合して，その内容物を食胞内に放出する．
③好中球の顆粒内には抗菌物質（ディフェンシン，リゾチームなど）やリソソーム酵素が含まれており，貪食した微生物を殺菌・消化する．特にミエロペルオキシダーゼは活性酸素と協働して強い殺菌作用を示す．

（2）好酸球・好塩基球
①好酸球の顆粒には主要塩基性蛋白質，好酸球ペルオキシダーゼなどが含まれている．主要塩基性蛋白質は寄生虫や気管支上皮細胞

などを傷害する.

②好塩基球の顆粒にはヒスタミンが含まれており，血液中に存在するヒスタミンの大部分は好塩基球に由来する.

③好塩基球膜上には高親和性IgE受容体が存在し，受容体に結合したIgEに抗原が結合して受容体が架橋されると，ヒスタミンなどの顆粒内容物が細胞外に放出され，即時型アレルギー反応の原因となる.

単球系

1. 形態

単球は末梢血に認められる白血球のなかでは最も大型の細胞で，直径が12〜20μmである．核は腎臓形，馬蹄形の彎曲した核で，分葉はせず単核で，クロマチンは比較的繊細である．細胞質は広く透明感のない薄灰色を示し，赤色で細かいアズール顆粒が認められる．空胞をみることがある.

2. 機能

①単球にも貪食，殺菌，活性酸素産生能がある.

②単球は細胞膜上にクラスII主要組織適合遺伝子複合体（MHC）を発現しており，この分子を介してヘルパーT細胞に抗原を提示する（抗原提示能）．また，IL-1やTNF（腫瘍壊死因子）など多くのサイトカインを産生する.

リンパ球系

1. 形態

①末梢血のリンパ球は，直径が6〜9μmの小リンパ球から9〜15μmの大リンパ球に分けられる．主として細胞質の過少（N/C比の変化）に由来する.

②T細胞（Tリンパ球）・B細胞（Bリンパ球）は形態学的には区別がつかず，表面抗原の検索によって分けられる.

炎症時の好中球の動き

通常の血液検査では循環プールの好中球のみを測定しているが，炎症が起こると辺縁プールの好中球が炎症局所に動員される．そのため，炎症が起こると血液中の好中球は増加する.

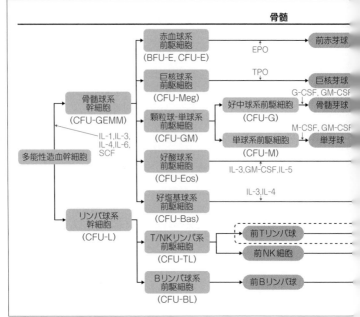

図2-3 幹細胞からの分化過程

③細胞は円形が多く中央に核が存在することが多いが，大リンパ球ではやや偏在する．リンパ球の核はほぼ円形で，核のクロマチン構造は集塊を形成し濃紫色をしており，クロマチン構造が不明のことが多い．

④核小体は幼弱細胞やウイルス感染時にのみ存在する．

⑤細胞質は淡青～濃青までさまざま（RNA量の違い）で，顆粒はみられないものが大部分だが，一部大リンパ球で比較的大型の赤紫色のアズール顆粒をもつもの（大顆粒リンパ球）もある．

⑥形質細胞はB細胞が最も成熟したもので，骨髄，リンパ節などに存在し，健常人の末梢血には出現しない．
大小不同の卵円形細胞で，核が偏在しクロマチンが濃縮し，車軸状にみえることがある．細胞質が豊富で（N/C比が低），濃青色を示し，顆粒（ラッセル小体）が存在することがあり，ゴルジ装置にあたる核周明庭がある．

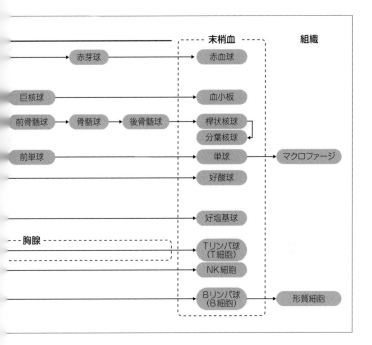

2. 機能

①リンパ球には免疫学的に異なる機能をもついくつかの細胞がある.
その主体は細胞性免疫を司る T 細胞,液性免疫を司る B 細胞,腫瘍細胞やウイルス感染細胞を破壊する NK 細胞で,これらはさらにいくつかの亜群(subset)から成り立っている.

②リンパ球はリンパ節,脾臓と末梢血間を循環し,リンパ節,脾臓にはリンパ球が常在する.リンパ球は抗体を産生し,異物を処理する働きをもつ.

好酸球が増える疾患
気管支炎,アレルギー,寄生虫感染症のときには,末梢血中の好酸球が増加する.

C 血小板

 産生と崩壊

①骨髄内で多能性造血幹細胞から分化した巨核球系前駆細胞(CFU-Meg)が, トロンボポエチン(TPO), IL-6などの刺激を受けて, 巨核芽球, 前巨核球, 巨核球を経て血小板が産生される.

②巨核芽球の成熟は他の血球と異なり, 核のDNA量は2Nから4N, 8N, 16N, 32Nと倍数体のDNA合成で増えていくが, 細胞質の分裂を伴わない独特の分裂を行う.

③TPOの主要産生臓器は肝臓と腎臓であり, 肝臓では肝実質細胞で産生される.

④血小板は末梢血に8〜12日(約10日)存在した後, 老化し, 主に脾臓の細網内皮系で処理される.

⑤血小板は約2/3が血液中を循環し, 残り約1/3は主に脾臓に貯蔵される. 血中の血小板数が減少すると脾臓プールから動員される.

 形態と機能

1. 形態

①血小板は, 巨核球の細胞質が分離して産生される血球である.

②核はなく, 直径が2〜4μmで未刺激では円盤形で, 開放小管系, α顆粒(血小板由来増殖因子, β-トロンボグロブリン, von Willebrand因子, フィブリノゲンなどを含有), 濃染顆粒〔ADP(アデノシン二リン酸), ATP(アデノシン三リン酸), セロトニンなどを含有〕, リソソームがみられる.

③血小板は独特な立体構造で表面に多くの開放小管系の開口部をもち, この管を通じて外界に血小板顆粒内容物を放出し, 血小板活性化物質を血小板内へ取り込む.

④血小板膜表面には特有の糖蛋白(GP)であるGPIb/IX/V複合体

（von Willebrand因子と結合），GPIIb/IIIa複合体（フィブリノゲン
と結合）が存在し，それぞれ血小板の粘着と凝集に重要な役割を
担っている．

2．機能

　血小板の主な機能は止血作用である．粘着，凝集，放出作用によっ
て血栓を形成する．

 免疫力って何？

免疫とは，「疫」＝体内に侵入してきた病原体により発生した病気から逃れ
る仕組みのことで，臨床検査技師教育では主に免疫学で取り扱う．しかし，
免疫に関係する多くの細胞は血液学で学んでいるため，血液学と免疫学は
密接に関連している．

免疫は，「自然免疫」と「獲得免疫」の2つに大きく分けられるが，「自然免
疫」を担うのはマクロファージ，NK（ナチュラルキラー）細胞や好中球で，
「獲得免疫」を担うのは主にリンパ球である．それら細胞は病原体に反応し，
好中球は中毒顆粒やデーレ小体などの形態変化を起こし，リンパ球は異型
リンパ球などの形態変化を起こし，サイトカインと総称される生理活性蛋
白質を産生する．こういった形態変化を見つけることが診断に結びつくの
も臨床検査の面白みである．

しかし，形態観察では細胞の変化を見つけることができないことも多く，
生化学検査，抗体検査，細胞表面抗原検査，遺伝子検査など，より精密な
検査に発展していった．上記のような事象を含めて体全体の免疫抵抗力を
総合的に評価し「免疫力」と表しているが，一般的な検査項目としては，白
血球数，リンパ球数，グロブリン量などで示される．

セルフ・チェック

A 次の文章で正しいものに〇，誤っているものに×をつけよ．

	〇	×
1. 多能性造血幹細胞は赤血球系細胞に分化可能である．	□	□
2. 巨核芽球はエリスロポエチンによって分化成熟する．	□	□
3. 網赤血球はヘモグロビンを合成しない．	□	□
4. 赤血球系細胞は成熟につれて直径が小さくなる．	□	□
5. 赤血球は直径が7〜8μm，厚さ2μmで円盤状の形態を示す．	□	□
6. ヘモグロビンのヘムは3価の鉄原子が配置されている．	□	□
7. トランスフェリンは鉄結合蛋白である．	□	□
8. 遊離型（間接）ビリルビンは肝臓でアルブミンと結合し水溶性の直接ビリルビンになる．	□	□
9. 血管内で溶血が起こると遊離したヘモグロビンはハプトグロビンと結合する．	□	□
10. 好中球の循環プールと辺縁プールは互いに移行することができる．	□	□
11. アポトーシスを起こした細胞はマクロファージに貪食される．	□	□
12. Bリンパ球の前駆細胞は骨髄から胸腺に移行する．	□	□
13. 前骨髄球が最も大型で直径が15〜25μmである．	□	□
14. 骨髄球以降は分裂せず成熟するのみである．	□	□
15. 成熟Bリンパ球は形質細胞に分化し，抗体産生細胞になる．	□	□
16. 好中球は異物を貪食して食胞が形成される．	□	□
17. 血小板はDNA合成と細胞分裂を伴う．	□	□
18. プロトポルフィリンは鉄含有物質である．	□	□
19. 血小板は巨核球の細胞質が分離して産生される血球である．	□	□

A 1-〇，2-×（トロンボポエチン），3-×（好塩基性赤芽球以降は合成する），4-〇，5-〇，6-×（2価），7-〇，8-×（肝臓でグルクロン酸と結合する），9-〇，10-〇，11-〇，12-×（Tリンパ球），13-〇，14-×（後骨髄球以降は分裂せずに成熟する），15-〇，16-〇，17-×（細胞分裂はしない），18-×（ヘムの前駆体で鉄は含有していない），19-〇

20. 濃染顆粒は血小板由来増殖因子，β-トロンボグロブリン
などを含有する． □ □
21. ヘモグロビンはpHの低下により酸素と解離しやすくなる． □ □

B

1. 血小板について**誤っている**のはどれか．
　　□ ① 巨核球は細胞分裂で成熟し細胞質から血小板を産生する．
　　□ ② 末梢血中での寿命は約10日である．
　　□ ③ トロンボポエチンは血小板造血に関与する．
　　□ ④ 体内の血小板の約1/3が脾臓に貯蔵される．
　　□ ⑤ 膜表面の糖蛋白の異常は血小板機能に関係する．

2. 鉄の代謝について**誤っている**のはどれか．
　　□ ① 1日に吸収される鉄の量は約1～2mgである．
　　□ ② 体内には3価鉄として吸収される．
　　□ ③ 主に十二指腸，空腸上部で吸収される．
　　□ ④ 血清鉄はトランスフェリンと結合している．
　　□ ⑤ 組織ではフェリチンとして貯蔵される．

3. 健康成人の骨髄の赤芽球系について**誤っている**のはどれか．
　　□ ① 前赤芽球は核小体を有する．
　　□ ② ヘモグロビンのヘムは2価の鉄原子が配置されている．
　　□ ③ エリスロポエチンは赤芽球系増殖に関与している．
　　□ ④ 正染性赤芽球のクロマチンは濃縮し構造はみられない．
　　□ ⑤ 多染性赤芽球の細胞質の色は橙紅（ヘモグロビン）色である．

A 20-×（濃染顆粒はADP，ATP，セロトニンなどを含有），21-○
B 1-①（細胞分裂をしない），2-②（食物中では3価だが，2価鉄となって吸収される），3-⑤（多彩な色調）

4．網赤血球について誤っているのはどれか．
　　□　① 成熟赤血球より比重は軽い．
　　□　② 約1週間で成熟赤血球になる．
　　□　③ 多染性赤血球に相当する．
　　□　④ 細胞質内でヘモグロビンを合成する．
　　□　⑤ 骨髄での赤血球系細胞の産生状態を反映する．

5．血球について誤っているのはどれか．
　　□　① 好中球系の顆粒中にはミエロペルオキシダーゼが含まれている．
　　□　② 好塩基球の顆粒中にはヒスタミンが含まれる．
　　□　③ 好塩基球は寄生虫の殺傷作用をもつ．
　　□　④ 好中球は骨髄芽球から末梢血中に出現するまでに7〜14日かかる．
　　□　⑤ リンパ球は短寿命のものと長寿命のものがある．

3 止血機構

A 止血栓の形成

 止血栓形成の開始機構

①出血とは血液が血管外に流出する現象であり，生体にとっては生命危機をもたらす重大なできごとである．

②血管は血栓形成作用と抗血栓形成作用の相反する2つの作用でバランスを保っており，生理的状態（健康な状態）では血液は血管外でのみ凝固する．

③血管が破損して出血すると損傷部位に血栓が形成される．これを止血機構とよぶ．

④生命維持のための止血機構は，血管，血小板，血液凝固因子，線溶因子，阻止因子の精密な相互作用から成り立っている．

⑤止血は血小板が関与する一次止血（血小板血栓）と血液凝固因子が関与する二次止血（フィブリン血栓）に分けられる．

 一次止血（血小板血栓）

①血管の内壁表面をおおっている血管内皮細胞は強い抗凝固性をもち，また強力な陰性荷電を帯びている．そのため，健康な状態を維持している場合は，血小板は血管壁に粘着せず血液は円滑に循環する．

②血管内皮細胞が何らかの損傷を受けたり，内皮下組織（膠原線維：コラーゲン）が露出すると，血小板の粘着が起こり血小板因子の放出と凝集が惹起され，多数の血小板が動員された血小板血栓が形成される．これを一次止血とよぶ．

二次止血（フィブリン血栓）

　血小板血栓（一次血栓）は機械的にもろく，血流圧，外力で崩壊しやすい．永久的な止血を完成させるために，血液中の凝固第VII因子が組織因子（TF：第III因子）と複合体を形成して凝固カスケード（**図4-1** 参照）を開始させ，最終的にフィブリンが析出し，強固なフィブリン血栓（二次血栓）が形成される．これを二次止血とよぶ．

B　血管の機能

::: 学習の目標
□ 血管収縮・拡張　　　　　　　　□ 抗血栓性
□ 毛細血管透過性
:::

 血管収縮・拡張

①血管は全身に張り巡らされ，血液を全身に送り，生命の維持に必須の役割を果たしている．血管の内腔をおおう血管内皮細胞は，血管の最内面を一層におおう細胞で，血液と組織が酸素や栄養素などの物質交換を行う場だけではなく，血管拡張物質（一酸化窒素：NO）や血管収縮物質（エンドセリン）などさまざまな生理活性物質を産生して血管壁の収縮・弛緩のバランスによって血管壁の柔軟性を保っている．

②血管内皮細胞は，組織因子経路抑制因子（tissue factor pathway inhibitor；TFPI）や，トロンボモジュリン（TM）などの抗血栓作用物質を産生することから，健康な血管内では血液が凝固しないようになっているが，血管が損傷を受けると止血機構が働く．

③外傷などが起こると局所の自律神経反射により毛細血管で収縮が起こり，血流が減ることで小さな傷では出血が少なくなるが，短時間しか続かない．

④その後は，傷に粘着した血小板から放出されたセロトニンやトロンボキサンA_2などが血管の収縮を維持する．

毛細血管透過性

①正常血管では，水分や糖（グルコース），酸素，脂肪，ホルモン，電解質，薬物成分などの低分子物質は血管壁を透過するが，アルブミンなどの高分子物質はほとんど通過しない．

②炎症などが起こると血管内皮細胞同士の隙間が広がり毛細血管透過性が亢進する．それにより体液が血管内から組織内に移動し，組織液膠質浸透圧の増大，血漿膠質浸透圧の減少が起こるため，浮腫の生成を助長する．

③同時に，血管透過性が高まることで免疫系のマクロファージや白血球などの細胞が血管をすり抜けて，炎症部位へと到達しやすくなる．

 抗血栓性

血管内皮細胞の抗血栓性は多岐にわたるが，①血小板の粘着・凝集・放出の抑制，②血液凝固反応の抑制，③フィブリン溶解（線溶）の促進の3つに集約される．

C 血小板の機能

┄┄┄┄┄┄┄┄┄┄┄┄┄┄┄┄┄┄┄┄┄┄┄┄┄┄
学習の目標
- ☐ 粘着・放出・凝集　　　　☐ 血餅収縮
- ☐ 凝固促進
┄┄┄┄┄┄┄┄┄┄┄┄┄┄┄┄┄┄┄┄┄┄┄┄┄┄

 粘着・放出・凝集

1．粘着

①血小板は多くの機能を有するが，血小板機能の最も代表的なものは粘着，凝集，放出による血栓形成であり，その最も早期に起こるのが血小板粘着である．

②血管が損傷を受けると，露出した内皮下組織（コラーゲン）に von Willebrand因子（VWF）を介して血小板が粘着する．この血小板と

　　VWFの結合部位は血小板膜糖蛋白（GP）Ib/IX/V複合体である．

③粘着した血小板は偽足を伸ばし，血小板内部でホスホリパーゼの活性化によるトロンボキサンA_2の産生，細胞内カルシウムイオン（Ca^{2+}）濃度の増加などが起こり，血小板が活性化する．

2．放出

　活性化した血小板の濃染顆粒からはADP（アデノシン二リン酸），セロトニンなどの放出が起こり，他の血小板を活性化する．

3．凝集

①血小板は活性化された結果，形態変化を起こし，膜上の血小板膜糖蛋白（GP）IIb/IIIa複合体も構造変化を起こして血液中のフィブリノゲンと結合し，フィブリノゲンを架橋とした血小板凝集反応が起こる．

②活性化された血小板からはトロンボスポンジン，フィブロネクチンなどが放出され，凝集塊が強固となる．

③健常時の血管内皮細胞は，血栓を産生させないようにプロスタサイクリン（PGI_2）を分泌し血管を拡張させる他，一酸化窒素（NO）などを産生・放出している．また，内皮細胞表面にはADP分解酵素が発現しており，血小板の活性化を抑制している．

④少量のアスピリンは，シクロオキシゲナーゼ（COX）をアセチル化することで不活性化し，血小板のトロンボキサンA_2産生，ADP放出反応を抑制して血小板凝集を抑制する．

凝固促進

①血小板が活性化すると血小板リン脂質膜の活性化が起こり，通常は膜内側に存在する酸性リン脂質（ホスファチジルセリン：PS）が膜表面に露出し，凝固促進の場を提供する．

②カルシウムイオン（Ca^{2+}）は，主としてリン脂質と協働して血液凝固反応の進行に促進的に働いている．

③活性化された凝固因子はCa^{2+}とともに血小板リン脂質膜上で複合体をつくり，第II因子（プロトロンビン）を活性化してトロンビンにする．

④血液凝固反応によって産生されたトロンビンは，トロンビン受容体を通じて強力に血小板を活性化し，凝固がさらに促進される．

3 血餅収縮

①血液が凝固すると血餅と血清に分離される.

②血餅は赤血球,白血球,血小板を含んだ凝血塊である.

③血餅は,その中に含まれた血小板に存在する収縮性蛋白質アクトミオシン(トロンボステニン)の作用により収縮し,血清を排出して強固な血栓となる.また,血小板膜GPIIb/IIIa複合体とフィブリンの結合が重要である.

D　止血・血栓形成に関わる因子

学習の目標

☐ 血管・血管内皮下組織 　　☐ von Willebrand因子(VWF)
☐ 血小板因子

 1 血管・血管内皮下組織

①血液が血管内皮下組織のコラーゲン,フィブロネクチン,ラミニンなどの細胞外マトリックスと接触することが,血栓形成の引き金となる.

②血小板はこれらの細胞外マトリックスに,直接もしくはvon Willebrand因子(VWF)を介して結合することで,内皮下組織に粘着する.

 2 血小板因子

①血小板第3因子は血小板の活性化によって生じたリン脂質膜である.血液凝固過程において活性化された凝固因子とカルシウムイオンを介して集合し,反応の場となる.

②血小板第4因子は血小板のα顆粒に存在し,ヘパリンを中和する作用をもっている.

③血小板第4因子の分解産物がβトロンボグロブリンであり,血小板の活性化の指標となる.

3 von Willebrand因子（VWF）

① VWFは，血管が損傷を受けた時の血栓形成や凝固第Ⅷ因子の保護と運搬に必須の血漿蛋白である．血管内皮細胞と巨核球で産生される巨大かつ多重結合性に富んだ多糖体であり，生体では血漿，血小板α顆粒，血管内皮細胞，血管内皮下組織に存在する．

② VWFは血管内皮細胞の中で重合して，分子量約50万の二量体がつくられ，これらがさらに重合して分子量約2,000万以上の多量体（マルチマー）の超巨大構造になり，血液中に放出される．VWFはマルチマー構造が大きいほど強い血小板結合能をもつため，血栓症のリスクになる．

③ 放出されたVWFは，血中では丸まった構造をとっているが，血管内皮下組織のコラーゲンに結合すると血流によって引き伸ばされ立体構造が変化した活性型になり，血小板膜GPⅠb/Ⅸ/Ⅴ複合体を介して血小板凝集を起こし一次止血となる．血小板の過剰凝集は病的血栓のリスクにもなる．

④ *VWF*遺伝子は12番染色体短腕上に位置しており，この*VWF*遺伝子の量的・質的異常がフォン・ヴィレブランド病（von Willebrand disease；VWD）である．

⑤ 主に肝臓で産生されるADAMTS13（a disintegrin and metalloproteinase with thrombospondin type 1 motifs 13）は，超巨大構造のVWFを酵素的作用で切断し，血小板の過剰凝集を抑制する．

⑥ 血栓性血小板減少性紫斑病（TTP）の典型例では，ADAMTS13に対してのIgG型自己抗体（インヒビター）が発生し，ADAMTS13活性が極度に低下した結果，切断されない超巨大構造のVWFが小・細動脈などで病的血小板凝集を起こす．

セルフ・チェック

A 次の文章で正しいものに〇，誤っているものに×をつけよ．

		〇	×
1.	止血栓形成は血小板凝集と血液凝固因子の2つが協調的に機能することで形成される．	☐	☐
2.	血管は血栓形成作用と抗血栓形成作用の相反する2つの作用でバランスを保っている．	☐	☐
3.	損傷血管内皮下組織で血小板と von Willebrand因子（VWF）が結合し一次止血機構が起こる．	☐	☐
4.	血管内皮細胞は抗血栓性の物質を産生する．	☐	☐
5.	二次止血栓は機械的にもろく，血流圧，外力で崩壊しやすい．	☐	☐
6.	二次止血栓フィブリン網は，線維素溶解系（線溶系）によって分解され，凝血塊は消失する．	☐	☐
7.	血管内皮細胞はプロスタサイクリン（PGI$_2$）を産生し，血管を拡張させる．	☐	☐
8.	血小板はセロトニンやアデノシンニリン酸（ADP）などを放出し他の血小板を活性化する．	☐	☐
9.	血小板膜表面には特有の糖蛋白があり，血小板機能に関係している．	☐	☐
10.	血小板膜糖蛋白Ib/IX/Vは構造変化を起こして血液中のフィブリノゲンと結合する．	☐	☐
11.	カルシウムイオンは血液の凝固を促進する．	☐	☐
12.	ADAMT13は von Willebrand因子（VWF）多量体を酵素的作用で切断する．	☐	☐
13.	von Willebrand因子（VWF）は血小板がコラーゲンに粘着する反応に必要である．	☐	☐
14.	血小板第4因子は血小板の濃染顆粒に存在する．	☐	☐

A 1-〇，2-〇，3-〇，4-〇，5-×（一次止血栓），6-〇，7-〇，8-〇，9-〇，10-×（GPⅡb/Ⅲa複合体），11-〇，12-〇，13-〇，14-×（α顆粒）

15. アスピリンは血小板粘着能を抑制する. □ □

16. 炎症などが起こると毛細血管透過性が亢進する. □ □

17. トロンボモジュリンは血管内皮細胞で産生される. □ □

18. 血小板はトロンビン受容体をもっている. □ □

19. von Willebrand因子（VWF）は，巨大かつ多重結合性に富んだ多糖体で，血管内皮細胞に存在する. □ □

B

1. 止血機構について誤っているのはどれか.
   - □ ① 凝固因子は一次止血に重要な働きをする.
   - □ ② トロンビンは血小板を活性化する.
   - □ ③ 血管内皮細胞はvon Willebrand因子を産生する.
   - □ ④ トロンボモジュリンは血管内皮の抗凝固能に関与する.
   - □ ⑤ 止血に重要な因子は血管，血小板および凝固因子である.

2. 一次止血に関与するのはどれか. **2つ選べ**.
   - □ ① 血小板膜糖蛋白質（GP）Ib/IX/V複合体
   - □ ② von Willebrand因子
   - □ ③ プラスミノゲン
   - □ ④ 組織因子
   - □ ⑤ 第XIII因子

3. 主に血管内皮細胞で産生されるのはどれか. **2つ選べ**.
   - □ ① アンチトロンビン
   - □ ② プロトロンビン
   - □ ③ von Willebrand因子
   - □ ④ プロテインS
   - □ ⑤ トロンボモジュリン

A 15-×（凝集能），16-○，17-○，18-○，19-○
B 1-①（二次止血），2-①と②（③は線溶因子，④と⑤は凝固因子），3-③と⑤（①，②，④は肝臓で産生），

4．止血機構について**誤っている**のはどれか．
　　□ ① 血液凝固は組織因子と血液の接触が引き金となる．
　　□ ② 一次血栓はもろい血栓である．
　　□ ③ 血管内皮細胞は抗血栓性の物質を産生する．
　　□ ④ 血小板膜GPIIb/IIIa複合体はフィブリノゲンと結合する．
　　□ ⑤ 血栓性血小板減少性紫斑病(TTP)ではADAMTS13活性が
　　　　　上昇する．

5．血小板血栓形成に抑制的に働くものはどれか．**2つ選べ**．
　　□ ① 一酸化窒素
　　□ ② トロンボキサンA$_2$
　　□ ③ アデノシンニリン酸(ADP)
　　□ ④ プロスタサイクリン
　　□ ⑤ トロンビン

B 4-⑤(ADAMTS13活性が低下する)，5-①と④(①と④以外は血小板血栓形成を促進)

4 凝固・線溶系

A 凝固

:::: 学習の目標 ::::
□ 凝固機序 □ ビタミンK依存性凝固因子
□ 凝固因子の産生・構造・ □ 凝固制御因子
　機能 □ 凝固の制御機構
::::::::::::::::::::::::::::

凝固機序 (図4-1)

①血液凝固機序に関与する因子として，凝固蛋白質とリン脂質とカルシウムイオン（Ca^{2+}）が知られている.

②凝固経路には，接触因子（第XII，第XI因子）を活性化する内因系と，組織因子（第III因子）と第VII因子複合体の活性化が引き金となる外因系がある.

・内因系：血管が損傷して血液が異物表面と接触すると，第XII因

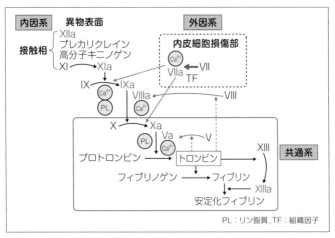

図4-1 凝固カスケード

子, プレカリクレイン, 高分子キニノゲン, 第XI因子の4因子が反応し, 第IX因子を活性化する. この過程は接触相とよばれている. 第IX因子はCa^{2+}の存在下で第XIa因子により限定分解され第IXa因子となり, 第IXa因子はリン脂質とCa^{2+}の存在下で第VIII因子を補助因子として第X因子を活性化する. 第IX因子および第X因子は外因系によっても活性化される.

・外因系:血管内皮下組織に血液が接触すると血管損傷部に発現した組織因子(TF)が第VII因子と複合体を形成し, 第IX因子と第X因子を活性化する.

③組織因子(TF)は血管外組織や血管内皮下の線維芽細胞に発現している.

④共通系は, 内因系と外因系により第Xa因子が産生された後に引き続き起こる反応系である. 共通系では活性化されたリン脂質(血小板の表面)上で, プロトロンビンを基質として第Xa因子(酵素), 第Va因子(補助因子)がCa^{2+}の存在下で反応し, トロンビンを生成する.

⑤トロンビンはフィブリノゲンを基質としてフィブリンを形成する.

2 凝固因子の産生・構造・機能

血液凝固因子には14の因子が知られており, VIは欠番である.

1. 概要

①血液凝固因子の多くは非活性の前駆酵素として血中に存在し, 活性化機構が働くと活性型となり, 酵素として作用する.

②多くは活性中心にセリン残基をもつセリンプロテアーゼであり, 次から次へ活性化を繰り返す複雑な反応系をつくっている. この一連の凝固反応を凝固カスケード反応という.

③ローマ数字でI〜XIII〔第IV因子はカルシウムイオン(Ca^{2+}). 第VI番は欠番〕までと, プレカリクレイン(フレッチャー因子)および高分子キニノゲン(フィッツジェラルド因子), VWFを加えて14種類ある(表4-1).

④多くは肝細胞で合成され, 第III因子(組織トロンボプラスチン)以外はすべて血漿中に含まれている. 止血の過程には14種類の凝固因子が関係している.

表4-1 血液凝固因子の種類と特性

因子名	慣用語	産生臓器	活性体の主な機能
I	フィブリノゲン	肝臓	ゲル形成
II	プロトロンビン	肝臓	蛋白分解酵素
(III)	組織因子 (TF)	血管内皮下組織	補助因子
(IV)	カルシウムイオン (Ca^{2+})		補助因子
V	不安定因子	肝臓，その他	補助因子
VI(欠番)			
VII	安定因子	肝臓	蛋白分解酵素
VIII	抗血友病因子	血管内皮細胞	補助因子
IX	クリスマス因子	肝臓	蛋白分解酵素
X	スチュアート・プロワー因子	肝臓	蛋白分解酵素
XI	PTA	肝臓	蛋白分解酵素
XII	ハーゲマン因子	肝臓	蛋白分解酵素
XIII	フィブリン安定化因子	A鎖：骨髄，その他 B鎖：肝臓	XIII (トランスグルタミナーゼ)
プレカリクレイン	フレッチャー因子	肝臓	蛋白分解酵素
高分子キニノゲン	フィッツジェラルド因子	肝臓	補助因子
von Willebrand 因子 (VWF)		血管内皮細胞，巨核球	

・凝固因子のうち組織因子 (TF；第III因子) と第VIII因子以外はすべて肝細胞で産生される．組織因子は各種組織細胞に由来する蛋白質である．
・第II，VII，IX，Xの4因子は，それらの産生にビタミンKの働きを必要とするので，ビタミンK依存性凝固因子とよばれる．

⑤血液凝固機構は，従来，基本的な臨床検査である部分トロンボプラスチン時間とプロトロンビン時間を巧みに組み合わせ，既知の患者血漿と混合した結果などから関連性を解析し，解明されてきた．（凝固検査については7章の「B 凝固・線溶の検査」を参照．）

2. 主な凝固因子の特徴

①第I因子（フィブリノゲン）：分子量34万の糖蛋白質でフィブリンの前駆体であり，止血機構の最終段階に重要な凝固因子である．トロンビン〔活性化第II因子（第IIa因子）〕によりフィブリノペプ

血漿中 半減期	ビタミン K	硫酸 バリウム 吸着血漿	PT	APTT	備考
2〜4日		○	○	○	健常値：200〜400mg/dL
3〜4日	○		○	○	
1.5日		○	○	○	
3〜4時間	○		◎		
7〜12時間		○		◎	
1日	○			◎	
1.7〜2.5日	○		○	○	
1.7〜2.9日		○		○	
2日		○		○	
11〜14日					
35時間					
150時間					
					血小板膜GPⅠbと結合
	○：必要	○：存在	◎：特異的 ○：共通		

・第Ⅱ，Ⅶ，Ⅸ，Ⅹ，Ⅺ，Ⅻ，プレカリクレインの7因子は，活性基としてセリン残基を
　もつセリンプロテアーゼ（蛋白分解酵素）の酵素原（基質）として血中に存在し，血液凝
　固の際にはそれぞれ活性化されプロテアーゼとなって働く．
・組織因子（TF），第Ⅴ，第Ⅷ，高分子キニノゲンの4因子は，プロテアーゼの凝固因子
　としての活性を促進する蛋白性補助因子である．

　　チドA，Bを分離し，フィブリンになる．ゲル形成により血液を
　　凝固させる．
　②第Ⅱ因子（プロトロンビン）：分子量約7.2万の糖蛋白質でトロン
　　ビンの前駆体である．第Ⅶ，Ⅸ，Ⅹ因子とともにセリンプロテアー
　　ゼ（蛋白分解酵素）であり，ビタミンK依存性に肝臓で合成される．
　③第Ⅲ因子（組織因子：TF）：血管周辺の組織細胞表面上に存在する
　　分子量約4.4万の膜蛋白質である．外傷などで傷害された細胞か
　　ら放出された組織因子と血液中の活性化第Ⅶ因子（第Ⅶa因子），

カルシウムイオンが複合体を形成し，血液凝固が開始する．

④第Ⅳ因子：カルシウムイオンで，血漿中に約2.5mmol/L存在する．APTT凝固検査の時に添加される溶液と同じ組成である．

⑤第Ⅴ因子：不安定因子ともよばれ，プロトロンビンをトロンビンに転換する反応を促進する補酵素として働く．分子量3.3万の一本鎖の糖蛋白質である．活性化プロテインCによって不活性化を受ける．

⑥第Ⅶ因子：分子量50万の一本鎖の糖蛋白質で，ビタミンK依存性に肝臓で合成される．半減期が血漿中では最も短く，3～4時間である．

⑦第Ⅷ因子：X染色体長腕末端（Xq28）にコードされる分子量約3万の蛋白質である．活性化第Ⅸ因子（第Ⅸa因子）と複合体をつくる補助因子で，凝固過程で消費される．血漿中ではVWFと複合体をつくって存在し，この欠損により血友病Aを発症する．

⑧第Ⅸ因子：X染色体長腕末端近く（Xq27）にコードされる分子量約5.5万の糖蛋白質である．ビタミンK依存性に肝臓で産生される．この欠損により血友病Bを発症する．

⑨第Ⅺ，第Ⅻ因子，プレカリクレイン（PK），高分子キニノゲン（HMWK）：主に肝臓で産生され，接触因子といわれる．第Ⅻ因子，PK，HMWKは複合体を形成し，活性化第Ⅻ因子（第Ⅻa因子）の反応を促進する補助因子的な役割をする．第Ⅻa因子などの接触因子の反応にはカルシウムイオンを必要としない．

⑩第ⅩⅢ因子：フィブリン安定化因子ともよばれ，血液凝固の最終段階で作用する因子で，血栓の安定化に働く．分子量が約32万の巨大糖蛋白質で，トロンビンにより活性化され，トランスグルタミナーゼとなり，フィブリン単量体同士が重合（架橋形成）して

ビタミンKが不足すると…

①ビタミンK拮抗薬であるワルファリンを内服すると，ビタミンK依存性凝固因子の産生が低下し，凝固時間が延長する．

②新生児やセフェム系抗菌薬投与中，胆道閉塞などではビタミンK欠乏症が起こりやすく，出血傾向をきたすことがあるので注意が必要である．

③ビタミンK欠乏時にはPIVKA（protein induced by vitamin K absence or antagonist）という凝固因子の前駆体が蓄積する．特にプロトロンビン（第Ⅱ因子）前駆体であるPIVKA-Ⅱは，肝細胞がんの腫瘍マーカーとして用いられている．

安定化フィブリンをつくる.

 ビタミンK依存性凝固因子

①ビタミンKは脂溶性ビタミンであり，小腸より吸収される．グルタミン酸は，側鎖の先端にカルボキシ基（COOH）がついており，そこにもう一つカルボキシ基がつくとγ-カルボキシグルタミン酸（Gla）になる．この反応を行うのは主に肝臓に発現しているγ-カルボキシラーゼで，ビタミンKはγ-カルボキシラーゼの補因子である．ビタミンKがないとこの反応は起こらないので，ビタミンK依存性という．

②血液凝固系のプロテアーゼ前駆体因子のうち，第VII，IX，X因子および第II因子はビタミンK依存性で，アミノ末端領域には陰性荷電アミノ酸のGla残基が10個程度存在する．これらのビタミンK依存性凝固因子はGla残基とカルシウムイオンとの結合を介して陰性荷電リン脂質膜に結合できるようになる．ビタミンKが不足した状態ではGla残基が産生されないのでカルシウムイオン結合が起こらず，血液が固まりにくくなる．

③ビタミンK依存性凝固因子は肝臓で合成されるため，肝機能の低下や肝がんではGla残基が産生されず，凝固時間が延長する．

④生理的抗凝固因子であるプロテインC，プロテインSもビタミンK依存性である．

 凝固の制御機構

①凝固カスケードは，トロンボモジュリン，アンチトロンビンやプロテインC・Sなど多くの凝固制御因子により制御されている．

②体内での凝固制御は血管内皮細胞表面で行われ，その中心的役割を担うのはトロンビンである．トロンビンは自動車にたとえるとアクセルとブレーキの働きを担う．

③凝固によりトロンビンが生成されると，トロンビンはフィブリノゲンをフィブリンに変換するとともに，アンチトロンビン（セリンプロテアーゼインヒビター）やヘパリンコファクターIIと複合体を形成し，その凝固活性が中和される．

④また，トロンビンの一部は血管内皮細胞に発現するトロンボモ

ジュリンと結合してその凝固活性を失うと同時に，このトロンビン-トロンボモジュリン複合体はプロテインCを活性化（活性化プロテインC）し，プロテインSを特異的に結合させる．

⑤活性化プロテインC-プロテインS複合体は第Va因子および第VIIIa因子を分解し，凝固過程を抑制するという，重要なネガティブ・フィードバック機構を担う．

5 凝固制御因子 (表4-2)

①血液凝固を制御する因子には，トロンボモジュリン，アンチトロンビンやプロテインC，プロテインSが存在する．

②トロンボモジュリン：血管内皮細胞の膜表面に発現し，トロンビン（第IIa因子）に対して高い親和性を示す．凝固によって生じたトロンビンがトロンボモジュリンと複合体を形成すると，プロテインCを活性化する．活性化したプロテインCは，第VIIIa因子や第Va因子を分解することで凝固を阻害する．

③アンチトロンビン：アンチトロンビンIIIともいわれ，分子量は6.5万．肝臓で産生され，凝固反応を制御するセリンプロテアーゼインヒビターである．トロンビン（第IIa因子），第Xa因子，第IXa因子，カリクレインなどの凝固因子と結合し，不活性化する．

④プロテインC：分子量は約6.2万であり，血液凝固因子のプロトロンビン，第VII，IX，X因子などと同様にビタミンK依存性に肝臓で産生される．プロテインC凝固制御系の中心的因子で，血管内皮細胞上のトロンボモジュリンに結合したトロンビンによって活性化

DIC（播種性血管内凝固）治療薬としての遺伝子組換え型凝固制御因子製剤

2008年よりトロンボモジュリン・アルファ（遺伝子組換え型）が製剤化され，DIC治療薬として活用されている．

トロンボモジュリン・アルファはトロンビンと特異的に結合し，トロンビンの凝固促進活性を低下させる．また，その複合体は凝固制御因子であるプロテインCの活性化を促進させるため，抗凝固活性を発揮しDIC治療薬として有効である．

この他にも，遺伝子組換え型プロテインS組成物が製剤化されている．

表4-2 凝固制御因子の種類と特性

因子名	産生臓器	活性体の主な機能	ビタミンK	備考
トロンボモジュリン	血管内皮細胞, 粘膜上皮細胞			
アンチトロンビン	肝臓	蛋白分解酵素		第IIa, 第Xaなどを阻害
プロテインC	肝臓	蛋白分解酵素	必要	第VIIIa, 第Vaを阻害
プロテインS	肝臓	補助因子	必要	プロテインCを活性化

される. 活性化プロテインC (APC) は血小板や血管内皮細胞膜のリン脂質にカルシウムイオンの結合したGla残基を介して結合し, プロテインSおよび第V因子の存在下に第VIIIa, 第Va因子を分解・失活化する.

⑤プロテインS:分子量8.4万のビタミンK依存性蛋白で, 肝臓で産生される. プロテインSは, 凝固阻害作用を示すプロテインCの補酵素で, 活性化プロテインCはプロテインSを補酵素として第VIIIa, 第Va因子の失活化を行う.

B 線溶

学習の目標
☐ 線溶機序 ☐ 線溶の制御機構
☐ 線溶因子の産生・構造・
　機能

線溶機序

①凝固系が活性化しフィブリンが形成されると血液は流動性を失うが，フィブリンを溶かそうとする現象が生体内の凝固反応とともに始まる．この機構を線溶現象（線維素溶解）とよぶ．

②一方で，生体は過剰な血栓形成を制御する機構をもつため，止血血栓は傷害部位に限局される．

③線溶現象の主役はプラスミンであり，フィブリンおよびフィブリノゲンを分解する．フィブリン上で進行するプラスミノゲンの活性化反応と，プラスミンによるフィブリンの分解反応がある．

④フィブリノゲン分解を一次線溶，フィブリン分解を二次線溶とよぶ．一次線溶は病的な線溶，二次線溶は生理的な線溶である．

線溶因子の産生・構造・機能 (図4-2)

①プラスミンは多くの活性化凝固因子（第IIa，VIIa，IXa，Xa，XIa，XIIa因子など）と同様にセリンプロテアーゼであり，蛋白の限定分解酵素である．

②プラスミンの産生は厳重にコントロールされているが，これを促進する生理的物質は組織型プラスミノゲンアクチベータ（t-PA）である．

③生体内には2種類のプラスミノゲンアクチベータ（組織型：t-PA，ウロキナーゼ型：u-PA）が存在する．両者とも主に血管内皮細胞で産生される．

④t-PAはフィブリンに対する親和性が高いので，血栓形成部位で局所的に線溶系を活性化し，血栓を溶解する．u-PA（ウロキナー

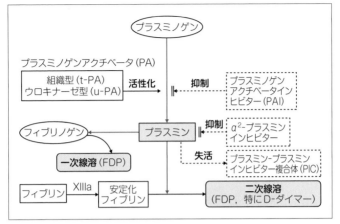

図4-2　線溶の活性化と制御

ゼ型プラスミノゲンアクチベータ）はフィブリンへの親和性が低いので，主に血中のプラスミノゲンをプラスミンに活性化することで血栓の溶解が起こる.

⑤t-PAが豊富に存在する組織は子宮，前立腺，肺などで，外傷や手術などに際してt-PAが循環血中に多量に放出され，一次線溶が起こることがある.

⑥生理的に存在するプラスミンによりフィブリノゲン分解が起こることはないが，何らかの基礎疾患によりフィブリン形成とは関連しない機序でプラスミンが大量に産生された場合には，フィブリノゲンが分解される.

⑦線溶亢進によって生じたプラスミンは，フィブリノゲンやフィブリンを分解する. これらの分解産物をFDP（fibrin/fibrinogen degradation products）と総称して線溶亢進の指標として用いる（**図4-3**）.

治療薬としてのt-PA, u-PA

t-PA, u-PAは，血栓溶解薬として血栓症（脳梗塞，心筋梗塞）などの治療に臨床的に用いられる. 遺伝子組換え型t-PA（rt-PA）も用いられている.

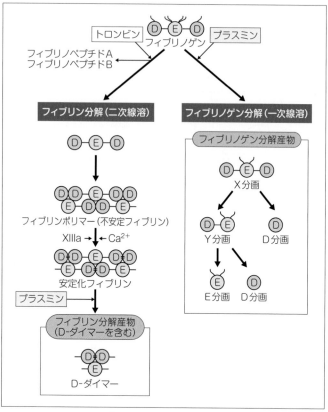

図4-3　FDPの産生経路

⑧フィブリノゲンがプラスミンによって分解されると，X，Y，D，Eなどの分画ができる．

⑨フィブリノゲン分解産物のD分画はモノマー（D）であるが，フィブリン分解産物のD分画は，D分画が2つつながったD-ダイマー（D-dimer）を含む．

⑩D-ダイマーの増加は二次線溶の亢進を意味するが，FDPは一次線溶・二次線溶のいずれでも増加するため，FDPの値のみでは一次線溶・二次線溶のどちらが亢進しているかは鑑別できない．

❸ 線溶の制御機構

①線溶系には抑制因子も存在し，これによって線溶過剰による出血傾向を防いでいる．

②線溶系の制御は，プラスミノゲンの活性化反応の制御とプラスミンによるフィブリン分解反応の制御に分けられる．

③プラスミノゲンの活性化反応の制御は，線溶反応の開始点を担うt-PAおよびu-PAが，阻害物質であるプラスミノゲンアクチベータインヒビター1（PAI-1）により中和されることによる．

④プラスミノゲンアクチベータ（PA）の阻害物質として3種類のプラスミノゲンアクチベータインヒビター（PAI）が知られている（PAI-1，PAI-2，PAI-3）．PAI-1は，t-PAやu-PAと同様に血管内皮細胞で産生され，IL-1，TNF，トランスフォーミング増殖因子-β（TGF-β）などの刺激で産生が亢進し，線溶抑制に向かう．PAIはt-PAまたはu-PAと1：1で結合することで線溶を阻止する．

⑤プラスミンによるフィブリン分解反応の制御は，α_2プラスミンインヒビター（α_2PIまたはα_2アンチプラスミン）がプラスミンに直接結合してその作用を抑制することによる．α_2PIはプラスミンと親和性が高くプラスミンを抑制するが，プラスミノゲンのフィブリンへの結合も阻害する．

血液凝固因子の不思議
―接触因子（第XII因子，第XI因子）の欠乏

内因系の凝固過程の引き金を担うのは接触因子であるが，体内における止血にはあまり必要とされない．このため，凝固第XII因子および第XI因子欠乏症では凝固時間の延長は認めるが，通常は出血症状をほとんど示さず，凝固スクリーニング検査（APTT値の延長）で発見されることが多い．

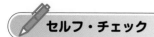

セルフ・チェック

A 次の文章で正しいものに○，誤っているものに×をつけよ．

	○	×
1. 第X因子は外因系凝固に関与しない．	□	□
2. D-ダイマーの上昇は二次線溶の亢進を意味する．	□	□
3. トロンビンは凝固第XIII因子を活性化第XIII因子へと変える．	□	□
4. フィブリノペプチドA（FPA）は凝固亢進の分子マーカーである．	□	□
5. プラスミノゲンアクチベータは組織型だけである．	□	□
6. プラスミンはフィブリンを分解しフィブリン分解産物を産生する．	□	□
7. 組織型プラスミノゲンアクチベータは肝臓で産生される．	□	□
8. プラスミノゲンアクチベータ産生にはビタミンKが必要である．	□	□
9. プラスミノゲンアクチベータインヒビター1（PAI-1）は凝固制御物質である．	□	□
10. β_2プラスミンインヒビターはプラスミン活性を阻害する．	□	□
11. トロンビンはフィブリノゲンをフィブリンモノマーに分解する．	□	□
12. プロテインSは抗血栓性の働きをする．	□	□
13. 血液中の凝固第XII因子が組織因子（TF）と複合体を形成して，凝固カスケードを開始させる．	□	□
14. ビタミンK欠乏時にはPIVKAという凝固因子の前駆体が蓄積する．	□	□
15. フィブリノゲンは肝臓で産生される．	□	□
16. 第V因子は酵素としての働きをもっている．	□	□
17. 肝臓で産生される因子のうち第II，VII，IX，X因子はビタミンK依存性である．	□	□

A 1-×（内・外共通因子），2-○，3-○，4-○，5-×（ウロキナーゼ型もある），6-○，7-×（血管内皮細胞），8-×（必要でない），9-×（線溶抑制物質），10-×（α_2プラスミンインヒビター），11-○，12-○，13-×（第VII因子），14-○，15-○，16-×（補助因子），17-○

18. 外因系凝固反応は第Ⅶ因子と組織因子の接触が引き金となる. □ □
19. 第Ⅻ因子欠乏症は出血性素因となる. □ □
20. トロンビンはトロンボモジュリンと結合してプロテインCを活性化する. □ □
21. プラスミノゲンアクチベータインヒビター1（PAI-1）は活性化されたプラスミンの作用を阻害する. □ □
22. アンチトロンビンは活性化第Ⅴ因子や活性化第Ⅷ因子の作用を阻害する. □ □
23. 第Ⅻ因子はフィブリン間の重合（架橋形成）を促進し，安定化フィブリンにする. □ □
24. トロンボモジュリンはトロンビンに結合して凝固活性を阻害する. □ □

B

1. 内因系凝固反応の開始にかかわる因子はどれか.
- □ ① 組織因子
- □ ② 第Ⅶ因子
- □ ③ 第Ⅻ因子
- □ ④ 第ⅩⅢ因子
- □ ⑤ プロトロンビン

2. 深部静脈血栓症の**危険因子でないのはどれか**.
- □ ① 慢性肝実質障害
- □ ② エコノミークラス症候群
- □ ③ 抗リン脂質抗体症候群
- □ ④ プラスミノゲン欠損症
- □ ⑤ プロテインC欠損症

A 18-○，19-×（出血症状はほとんどない），20-○，21-○，22-×（第Ⅹa因子やトロンビン），23-×（第ⅩⅢ因子），24-○
B 1-③，2-①（①は凝固因子欠乏で抗血栓性）

3．ビタミンK依存性因子はどれか．2つ選べ．
　　□　① フィブリノゲン
　　□　② 第Ⅷ因子
　　□　③ 第Ⅸ因子
　　□　④ アンチトロンビン
　　□　⑤ プロテインC

4．止血機構について誤っているのはどれか．
　　□　① 血小板は一次止血に関与する．
　　□　② 血管内皮細胞は抗血栓性の物質を産生する．
　　□　③ フィブリノゲンは肝臓で産生される．
　　□　④ プラスミンはフィブリノゲンを分解する．
　　□　⑤ トロンボモジュリンは血小板凝集能を増強する．

5．35歳の男性．深部静脈血栓症で入院した．肺にも肺塞栓症の
　　既往がある．検査が必要なのはどれか．2つ選べ．
　　□　① 第ⅩⅢ因子
　　□　② 第Ⅷ因子インヒビター
　　□　③ プロテインS
　　□　④ アンチトロンビン
　　□　⑤ von Willebrand因子（VWF）

Ⓑ　3-③と⑤，4-⑤（トロンビンと結合しトロンビンを失活させる），5-③と
④（③と④の欠乏で血栓形成亢進）

5　血球算定に関する検査

A　自動血球計数器法

学習の目標

□ 計測原理と方法
□ 赤血球数（RBC）
□ ヘモグロビン濃度（Hb）
□ ヘマトクリット値（Ht）
□ 網赤血球数（Ret）

□ 赤血球指数（MCV, MCH, MCHC）
□ 白血球数（WBC）
□ 血小板数（Plt）
□ 血球粒度分布
□ 誤差要因

計測原理と方法

①感染の有無，貧血，出血傾向などの病態把握や治療効果の判定のために，多数の検体について効率よく正確に血球計数（complete blood count；CBC）が実施でき，しかもヘマトクリット値，ヘモグロビン値，赤血球指数を同時に測定可能な自動血球計数器が広く用いられている（**表5-1**）。

②さらに，自動血球計数器は開発，改良が行われ，CBC測定だけでなく白血球分画，有核赤血球，異常細胞，破砕赤血球などの計測も可能な多項目自動血球計数装置となっている。

③自動血球計数器は血球を粒子として計測しており，3系統の細胞（赤血球，白血球，血小板）を容積集団として識別する電気抵抗方式と，散乱光集団として識別する光学的方式に大別される。

・電気抵抗方式：伝導性のある希釈溶液に浮遊させた血球が細孔を通過する際の電気的抵抗は血球容積に比例することを利用して，血球数と血球容積を測定する。

・光学的方式：血球を1個ずつフローセルの中心部に流すシースフロー方式を用いてフローセルを通過する血球に光を照射し，その時に得られる散乱光を検出して血球数や内部構造などの特徴を検出する。

④さらにフローサイトメトリ方式では，光学（散乱光，吸光度），

表5-1 末梢血の基準範囲

項目	性別		単位	備考
RBC	男性	4.3〜5.6	$10^6/\mu L$	
	女性	3.8〜5.0		
Hb	男性	13.5〜17.0	g/dL	
	女性	11.5〜15.0		
Ht	男性	40〜50	%	
	女性	35〜45		
MCV		83〜99	fL	80以下は小球性貧血，81〜100は正色素性貧血，101以上は大球性貧血
MCH		27〜34	pg	
MCHC		31〜36	g/dL(%)	30以下は低色素性，31〜35は正色素性貧血
WBC		3.3〜8.6	$10^3/\mu L$	
Plt		150〜350	$10^3/\mu L$	
網赤血球	男性	1.6±0.5	%	
	女性	1.4±0.5		
赤沈 (1 h)	男性	2〜10	mm	
	女性	3〜15		

細胞化学染色（特殊染色：ペルオキシダーゼ，脂質，核酸），電気的性質〔電気抵抗（電気電導度），静電気容量〕を単独または組み合わせた種々の装置がある．

⑤自動血球計数装置は正常細胞の同定能力は高いが，異常な容積・形態の細胞が出現したときには識別能力が低下し，異常値を示す．

⑥自動血球計数装置が各種異常メッセージを表示した場合は，目視法による計測や塗抹標本によって細胞の異常を確認する必要がある．

2 赤血球数（RBC）

電気抵抗方式では赤血球と白血球の鑑別は困難である．しかし，健常者血液では赤血球数は白血球数の約1,000倍であるため，血液を電解質溶液で適切な濃度に希釈することにより，白血球数をほとんど無視することが可能である．しかし，白血球数が異常高値の場合には，偽高値になる可能性がある．

③ ヘモグロビン濃度 (Hb)

①一定量の血液中に含まれるヘモグロビンの重量で，g/dL，mmol/L で表示される．

②血中ヘモグロビン (Hb) には酸化Hb，還元Hb，一酸化炭素ヘモグロビン，メトヘモグロビン，スルホヘモグロビンなどがある．

③Hbの定量法としては，①シアンメトヘモグロビン (HiCN) 法，②ラウリル硫酸ナトリウム (SLS) 法，③酸化Hb (オキシヘモグロビン) 法などがある．

④自動血球計数器では，Hb濃度測定法はICSH (International Council for Standardization in Haematology) のシアンメトヘモグロビン (HiCN) 法が長年にわたり利用されてきたが，近年は HiCN法に代わり界面活性剤を用いたラウリル硫酸ナトリウム (SLS) 法が利用されている．

⑤HiCN法：検体を希釈後，試薬を加えると赤血球中のヘモグロビンが溶出し，フェリシアン化カリウムでスルホヘモグロビン以外のすべてのヘモグロビンがメトヘモグロビンに変化する．さらに，シアン化カリウムで安定なシアンメトヘモグロビンに転化させたのち，分光光度計を使って540 nmで比色し，検量線からHb濃度を求めることができる．

⑥SLS法：血液はSLSを含むヘモグロビン発色試液を加えると溶血し，ヘモグロビンとSLSが反応すると安定な赤色の物質に変化する．この発色液 (赤色) を540 nmで比色し，Hb濃度を求める．

④ ヘマトクリット値 (Ht)

①Ht値は全血液中に占める赤血球の容積の割合 (%) を示す数値である．

②赤血球指数のMCVと赤血球数から算定する方法と，定量吸引された血液量に対するパルス波高から累積算出する方法がある．

$$Ht(\%) = \frac{MCV(fL) \times RBC(10^6/\mu L)}{10}$$

③自動血球計数器では，Ht値を直接計測せずに，全血液容積中に占める赤血球容積比率から計測する．

5 網赤血球数 (Ret)

①網赤血球は，赤芽球から脱核後，リボ核酸 (ribonucleic acid；RNA) を含むリボソームが残存している赤血球である．

②網赤血球内の残存RNAを蛍光核酸染色試薬であるチアゾールなどで染色した後に測定を行う．

 ## 6 赤血球指数 (MCV, MCH, MCHC)

①赤血球指数は，測定した RBC，Hb 濃度，Ht 値から計算により算出され，貧血の分類の重要な手がかりとなる．

②平均赤血球容積 (MCV)(fL) $= \dfrac{Ht\,(\%)}{RBC(10^{6}/\mu L)} \times 10$

③MCV が正常域にある貧血は正球性貧血，小さければ小球性貧血，大きければ大球性貧血と分類される．

④平均赤血球ヘモグロビン量 (MCH)(pg) $= \dfrac{Hb(g/dL)}{RBC(10^{6}/\mu L)} \times 10$

⑤平均赤血球ヘモグロビン濃度 (MCHC)〔g/dL (%)〕

$= \dfrac{Hb(g/dL)}{Ht(\%)} \times 100$

 ## 7 白血球数 (WBC)

①界面活性剤などの赤血球溶血剤を使用し，赤血球の影響を除去した後，白血球数を計測する．

②電気抵抗方式では，溶血剤でリンパ球や好中球などの体積に差がつくので，その差を利用して白血球を細分類する．有核赤血球 (NRBC) は核があり白血球と誤って計数されるため，補正が必要となる．

③白血球数補正は，顕微鏡下で200個白血球を数えるうちに有核赤血球が n 個あった場合，

$$補正白血球数 = 算定白血球数 \times \frac{200}{200+n}$$ となる．

④フローサイトメトリ方式では，検体中の有核細胞を検出し，ヒストグラムやスキャッタグラム（散布図）から白血球の数や分類を計測する.

 ## 8 血小板数 (Plt)

①血小板は，赤血球や白血球と比較すると容積が小さく，赤血球と同じ原理で計測する機種が多い.

②赤血球と血小板は体積の差が大きいので電気抵抗方式で測定できるが，小赤血球や細胞破片などに影響されやすい.

 ## 9 血球粒度分布

①赤血球数や血小板数計測では，測定器の細孔を通過した粒子の大きさから，赤血球粒度分布幅（red blood cell distribution width；RDW）や血小板粒度分布幅（platelet distribution width；PDW）が同時に測定できる.

②赤血球粒度分布幅（RDW）は，血球の大きさの不均一性を示す指標になる.

$$RDW（\%）= \frac{赤血球サイズの SD}{MCV} \times 100$$

 ## 10 誤差要因

血球数算定には自動血球計数器が使用される. 正常な細胞形態や細胞分布を示す検体では正確度の高いデータが得られるが，異常な細胞形態やアーチファクト等が存在するときは正確度が低下し，最終的には目視法での確認が必要となる. 自動血球計数器による測定値に影響を与える項目と要因を表5-2に示す.

表5-2 末梢血計測に影響を及ぼす誤差要因

項目	増加（偽高値）	減少（偽低値）
WBC	有核赤血球，血小板凝集，赤血球溶血不良，クリオグロブリン	白血球凝集，壊れた細胞
RBC	巨大血小板，白血球数5万/μL以上，クリオグロブリン	赤血球凝集，試験管内凝固・溶血，小型赤血球，破砕赤血球
Hb	カルボキシヘモグロビン増加（10%以上），白血球数5万/μL以上，高ビリルビン血症，脂質異常症などの混濁血漿，クリオグロブリン	スルホヘモグロビン増加
Ht	巨大血小板，白血球数5万/μL以上，クリオグロブリン	赤血球凝集，試験管内凝固・溶血，小型赤血球
Plt	小型赤血球，白血球や病的細胞破片，クリオグロブリン	試験管内凝固，巨大血小板，ヘパリン，血小板サテライト形成，血小板凝集
MCV	赤血球凝集，白血球数高値，巨大血小板	破砕赤血球，小型赤血球，溶血，クリオグロブリン
MCHC	乳び（混濁），赤血球凝集，赤血球溶血不良，高ビリルビン，白血球増加	赤血球凝集

表5-3 用手法による末梢血計測法

	希釈液	希釈倍率	計算板
赤血球数 （RBC）	Gowers液	200	Bürker-Türk式， 改良型Neubauer式
血小板数 （Plt）	1％シュウ酸アンモニウム液	100	
白血球数 （WBC）	Türk液	10	
好酸球数	Hinkelman液	10	Fuchs-Rosenthal式
巨核球数	Türk液	50	

計算式＝（1 mm² 中の血球数×希釈倍率×1/計算板の深さ）＝細胞数/μL（mm³）
血小板計測は位相差顕微鏡を使う．

B 用手法

学習の目標

☐ 血球数算定　　　　　　☐ 赤血球数（RBC）
☐ 白血球数（WBC）　　　☐ ミクロヘマトクリット法

1. 血球数算定（白血球数，赤血球数）

1．概要

①自動血球計数器が普及し，目視法は実際にはあまり行われなくなったが，基本的技術であり自動装置の校正には不可欠である（**表5-3**）．

②マイクロピペットなどを使用し，血液を希釈液で一定の割合に薄め，これを血球計算板に入れ，一定容積の中にある血球数（赤血球，白血球，血小板）を顕微鏡下で数える．

③各希釈液は，赤血球にはGowers液（ガワーズ液：無水硫酸ナトリウム，酢酸，水），白血球にはTürk液（チュルク液：ゲンチアナ紫，酢酸，水）を使用する．

計算板の深さ	顕微鏡倍率	計測区画	計算式（1 µL（mm³）中の細胞数）
0.1	400倍	中区画5個＝a	a×5×希釈倍率×1/0.1
	100倍	大区画4個＝b	b/4×10×1/0.1
0.2		4mm×4mm＝c	c/16×10×1/0.2
			c/16×50×1/0.2

計算板中区画（0.2mm×0.2mm）
計算板大区画（1mm×1mm）

2．操作

①大区画（1mm×1mm），中区画（0.2mm×0.2mm）中の細胞数を計測し，1mm³（1μL）中の血球数を算出する．

②$1mm^2$ 中の血球数×希釈倍率× $\dfrac{1}{計算板の深さ}$

＝血液1μL（mm³）の細胞数
を算出する．

ミクロヘマトクリット法（ヘマトクリット値）

①毛細管（ミクロヘマトクリット管）に血液を約2/3まで採取し，片方をパテで封じる．

②専用の高速遠心器を用い11,000～12,000回転（rpm），5分間遠心する．

③遠心停止後すみやかに毛細管を取り出し，専用の読み取り器にて測定する．

④$\dfrac{バッフィーコート（白血球と血小板層）を含まない赤血球層の高さ}{全層の高さ}$

×100＝Ht値（%）

新たな血液疾患―重症熱性血小板減少症候群（SFTS）

重症熱性血小板減少症候群（SFTS）は，2011年に初めて原因ウイルス（SFTSウイルス，ブニヤウイルス科フレボウイルス属）が特定された新しい感染症である．

症状は，発熱と消化器症状（嘔気，嘔吐，下痢など）が中心で，血液検査所見として白血球減少，血小板減少，AST・ALT・LDの上昇が認められることが多く，血清フェリチンの上昇や骨髄での血球貪食像も認められることがある．致死率は6.3～30%と報告されている．

ヒトはウイルスをもったマダニに刺されて感染する．現在のところ，有効な抗ウイルス薬やワクチンはない．

C　網赤血球数

 Brecher法

1．概要

　網赤血球は，生きた細胞を固定せずに染色する超生体染色により検出する．網赤血球内の残存RNAが塩基性色素のニューメチレン青で染まり，青紫色の網状，顆粒状に染色される．

2．操作

①全血をニューメチレン青液と等量混合し，10分間放置した後にスライドガラスに塗抹標本を作製し，油浸レンズで観察する．

②赤血球1,000個中の網赤血球をカウントするか，ミラーの接眼板を用いてカウントし，％または‰で表示する．

 自動血球計数器の進歩による新しい検査項目
―網赤血球測定，網血小板測定

自動血球計数器の進歩により，網赤血球および網血小板中のRNAをチアゾールオレンジなどの蛍光色素で染色した後に，フローサイトメトリ（FCM）によって測定することが可能となった．

網赤血球・網血小板とも骨髄から放出された直後の幼若な赤血球・血小板であるため，骨髄中の赤血球造血能ならびに血小板・巨核球系造血の指標として病態評価に使われている．両者とも一般的には，Brecher法により赤血球または血小板中の青い網/顆粒状物を目視法で測定し，比率（％）で表示される．

蛍光色素によるFCM方式を用いる多項目自動血球分析装置では，細胞の大きさと輝度の違いを用いて数のみでなく幼若度まで測定することが可能となり，網赤血球・網血小板の占める割合（％），絶対数，幼若細胞比率を表示することができる．

3．結果の解釈

　網赤血球以外にハインツ（Heinz）小体，パッペンハイマー（Pappenheimer）小体，ハウエル・ジョリー（Howell-Jolly）小体やシュフナー（Schüeffner）斑点などの赤血球内封入体も染色されるため，偽陽性になりやすい．形態観察で区別する必要がある．

 フローサイトメトリ法

（操作の詳細は6章の「E　細胞性免疫検査」を参照．）

　網赤血球は，赤芽球から脱核後，リボ核酸（RNA）が残存している赤血球であり，赤血球中のRNAを各種染色液（蛍光染色）で染色し，レーザ光で検出する．電気抵抗方式では測定できない．

D　血小板数

Brecher-Cronkite法

①臨床の現場では自動血球計数器を用いて血小板数を測定するが，3万/μL以下の場合には信頼性が低いため，用手法で確認する．

②1％シュウ酸アンモニウム液（低張希釈液）で血液を100倍希釈し，血球計算板に流し込み，1μL中の血小板数を計測する．

③低張希釈液は，赤血球を溶血させて血小板数カウントの妨げにならないようにし，血小板の凝集を防ぎかつ膨化させることで，位相差顕微鏡で容易に血小板を同定できる．

免疫学的血小板数算定

①自動血球計数器のなかでもフローサイトメトリ形式の機種では，免疫学的血小板数算定を行うことができる．自動血球計数器は低値の血小板測定の精度は向上しているが，播種性血管内凝固（DIC）の破砕赤血球出現や，重症熱症の際の極小赤血球などが出現すると血小板と区別がつきにくく，偽高値を生じることがある．

②CD41やCD61などの血小板特異的抗原に対する蛍光標識モノクローナル抗体を用いて，フローサイトメトリ形式で著しい血小板減少（10,000〜20,000/μL）を測定することが可能である．

E　赤血球沈降速度

☐ Westergren法　　　　　☐ 自動赤沈測定装置

①赤血球沈降速度（赤沈）は，抗凝固剤を加えた血液を赤沈管に入れて静置し，一定時間内に赤血球が沈む速さを測定する簡便な検査である．

②古くから用いられてきた炎症マーカーの一つであり，炎症や組織の崩壊，血漿蛋白異常などをよく反映するため，急性・慢性感染症や心筋梗塞などの疾患の経過観察に有用である．

③赤沈は，一般的に赤血球数，形態，赤血球相互の摩擦，荷電状態などの要因が影響すると考えられている．

④赤血球塊が大きい時や貧血時，高γ-グロブリン血症，悪性腫瘍，膠原病などで促進し，多血症，DIC，低フィブリノゲン血症などで遅延する．

Westergren法

①Westergren法は，抗凝固剤3.2％クエン酸Na溶液（109 mmol/L）を0.4 mLと静脈血1.6 mLを混合して，混和した血液をウェスターグレン管の目盛りの上端（0目盛り）まで入れて，赤沈台に垂直に立てる．

②室温で1時間静置後に血漿層の高さを読み取る．

③静置温度が高い場合や，赤沈管が傾斜している場合には促進する．振動や風にも影響を受ける．

自動赤沈測定装置

①Westergren法は測定に1時間を要するため，敏速性，安全性・正確性・簡便性を高めた種々の測定装置が開発されている．光学的に短時間に赤血球の沈降状態を測定し，Westergren法と同様に1時間値に換算して表示している．機種によって専用の採血管

（EDTA-Na，クエン酸Na加）や測定管が使用されている．

②基準範囲はWestergren法と同じで成人男性で1時間に2〜10mm，成人女性では3〜15mmである．

F 溶血の検査

 ## 1 赤血球浸透圧抵抗試験

1．概要

①赤血球浸透圧抵抗試験は，溶血性貧血の原因を検査するために，低張食塩液に対する赤血球膜の浸透圧抵抗性をみるものである．

②赤血球は食塩液中で，食塩濃度が薄く低張になるにしたがって膨化し，ついには膜が破れて溶血する．

③浸透圧抵抗が減弱する（脆弱性亢進）代表的な疾患は遺伝性球状赤血球症であるが，遺伝性楕円赤血球症，自己免疫性溶血性貧血，火傷などでも減弱する．

④一般的にGriffin-Stanford法とParpart法が行われている．

2．Parpart法

①各種濃度の低張食塩液を調整しておき，これに患者赤血球を加えて混和し，どの濃度から溶血が始まり（溶血開始点），どの濃度で100％溶血するか（溶血完了点）を測定する．

②新鮮血と37℃，24時間加温後の血液の両者で，浸透圧抵抗性を測定する．新鮮血では完全溶血の食塩濃度は0.30％以下であり，0.45％以上では認められない．37℃，24時間加温血では検出感度が高くなり，異常がはっきりする．

3．結果の解釈

①赤血球浸透圧抵抗低下：遺伝性球状赤血球症，遺伝性楕円赤血球症，自己免疫性溶血性貧血，火傷など．

②赤血球浸透圧抵抗亢進：サラセミア（標的赤血球），鉄欠乏性貧血，肝疾患に伴う菲薄赤血球症など．

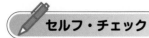

セルフ・チェック

A 次の文章で正しいものに○，誤っているものに×をつけよ．

○ ×

1. 自動血球計数器の原理には電気抵抗方式と光学的方式がある． □ □

2. 自動血球計数器は赤血球，白血球，血小板，網赤血球数が同時に測定できる． □ □

3. ヘモグロビン濃度測定にはシアンメトヘモグロビン法や非シアン（ラウリル硫酸ナトリウム）法が用いられる． □ □

4. ヘマトクリット値は赤血球数とMCVから算出する方法がある． □ □

5. 網赤血球数は細胞質内RNAを色素で染色する． □ □

6. 赤血球指数は赤血球数とヘモグロビン濃度から求められる． □ □

7. 白血球数と血小板数は赤血球を溶血除去した後に計測する． □ □

8. 血小板凝集があると血小板数が偽低値となる． □ □

9. 電気抵抗方式では，有核赤血球は白血球と誤って計数される． □ □

10. 小型赤血球は血小板として計測される． □ □

11. 白血球数測定はGowers液で希釈して測定する． □ □

12. ミクロヘマトクリット値は11,000～12,000回転（rpm），5分間遠心した後に計測する． □ □

13. ヘモグロビンはフェロシアン化カリウムでヘモグロビンをメトヘモグロビンに変換する． □ □

14. 網赤血球はニューメチレン青染色で青紫色の顆粒状物質が染色される． □ □

A 1-○，2-×（網赤血球は測定できない），3-○，4-○，5-○，6-×（ヘマトクリット値も必要），7-×（血小板はそのままで計測できる），8-○，9-○，10-○，11-×（Türk（チュルク）液），12-○，13-×（フェリシアン化カリウム），14-○

15. フローサイトメトリによる網赤血球測定では残存RNAを
蛍光色素で染色する.　□　□

16. Brecher-Cronkite法はシュウ酸アンモニウムを使った
血小板数測定法である.　□　□

17. 血小板はCD41やCD61に対するモノクローナル抗体
で染色される.　□　□

18. Westergren法は温度に影響されない.　□　□

19. 遺伝性球状赤血球症の赤血球は赤血球浸透圧抵抗が高い.　□　□

B

1. 電気抵抗方式による自動血球計数値と誤差要因の組み合わせで
誤っているのはどれか.

　□　① 赤血球数偽低値 ————— 溶血
　□　② 白血球数偽高値 ————— 有核赤血球増加
　□　③ ヘモグロビン偽高値 ——— 高脂血症
　□　④ 赤血球数偽高値 ————— 破砕赤血球増加
　□　⑤ 血小板数偽高値 ————— 小型赤血球増加

2. Türk液を希釈液として用いる検査はどれか.

　□　① 巨核球数
　□　② 好酸球数
　□　③ 網赤血球数
　□　④ 血小板数
　□　⑤ 赤血球数

A　15-○，16-○，17-○，18-×（影響される），19-×（低い）
B　1-④（破砕赤血球増加は赤血球数偽低値），2-①（②はHinkelman液，③は
ニューメチレン青，④は1%シュウ酸アンモニウム液，⑤はGowers液を用いる）

3．赤血球沈降速度が遅延するのはどれか．
   - □ ① ネフローゼ症候群
   - □ ② 赤沈管の傾斜
   - □ ③ 播種性血管内凝固（DIC）
   - □ ④ 多発性骨髄腫
   - □ ⑤ 急性感染症

4．Brecher法による網赤血球数測定で誤っているのはどれか．
   - □ ① 未固定のまま塗抹標本を作製する．
   - □ ② カバーガラスと血球計算板を用いる．
   - □ ③ 赤血球より大型の少し青味がかった細胞としてみられる．
   - □ ④ 赤血球内に青紫色の顆粒状物質が染色される．
   - □ ⑤ 塩基性色素としてニューメチレン青を使用する．

5．自動血球計数装置で健常成人の末梢血検査を行った．
   出力データの組み合わせで異常値はどれか．**2つ選べ**．
   - □ ① MCV ——— 110 fL
   - □ ② MCHC ——— 33 g/dL
   - □ ③ Ht ——— 40％
   - □ ④ 血小板数 —— 50×10³/μL
   - □ ⑤ 白血球数 —— 7.0×10³/μL

B 3-③（フィブリノゲン減少のため），4-②（血液をニューメチレン青で染色して塗抹標本をつくる），5-①と④（①基準範囲は83～99 fL，④基準範囲は150～350×10³/μL）

6 血液細胞形態・細胞性免疫検査

A 塗抹標本の作製法

> **学習の目標**
> □ 末梢血塗抹標本の作製法

①血液細胞形態検査は，微量の血液を用いて塗抹標本を作製した後に染色し，光学顕微鏡で血液細胞（血球）の形態学的評価を行い患者の病態を把握する検査である．

②通常は血球計測と同じ抗凝固剤（EDTA塩）を使用した血液を用いる．

③塗抹標本は，用手法には薄層塗抹標本（ウエッジ法）と厚塗（厚層塗抹）標本があり，それぞれ用途と作製法が異なる．

④自動塗抹標本作製装置では，ウエッジ標本とスピナー（遠心塗抹）標本を作製できる．

⑤一般的な薄層塗抹標本の作製法を**図6-1**に示す．引きガラスの角度が小さいと薄くて長い標本に，大きいと厚くて短い標本になる．

また，引きガラスを動かすスピードが遅いと薄くて長い標本に，速いと厚くて短い標本になる．

⑥塗抹終了後は，標本を冷風ですみやかに乾燥させ，引き始めの箇所に日付，番号，氏名などを鉛筆等で記載する．

⑦塗抹標本の良し悪しが，細胞形態の観察および細胞分布の評価に影響を及ぼす（**図6-2**）．

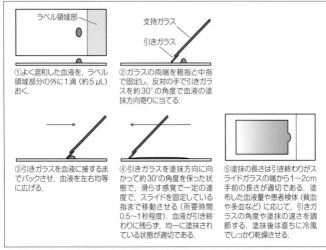

図6-1 塗抹標本の作製法

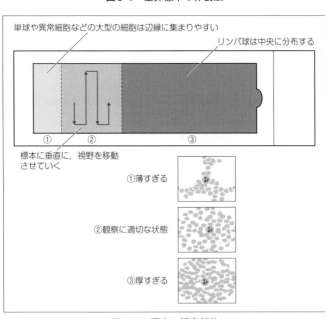

図6-2 標本の観察部位

B　普通染色

学習の目標

□ 普通染色法（単染色，二重染色）

□ Giemsa染色

□ Wright染色

□ May-Grünwald-Giemsa染色

1．概要

①普通染色とは，エオジン（酸性色素），メチレン青（塩基性色素），メチレンアズール（メチレン青の酸化生成物）の混合色素液で染める方法で，Romanowsky（ロマノフスキー）染色と総称される．

②固定液（メタノール）と染色液が一緒になっているWright（ライト）染色，May-Grünwald（メイ・グリュンワルド）染色，別に固定液を必要とするGiemsa（ギムザ）染色，それぞれを組み合わせて行うWright-Giemsa染色，May-Grünwald-Giemsa染色（Pappenheim染色，MG染色）などがある．

③Wright染色，May-Grünwald染色では顆粒がよく染まり，Giemsa染色ではクロマチン（核網）構造がよく染まる．

④1種類の染色液で染める単染色は手軽で染色時間が短く有用であるが，詳細な観察や異常細胞の鑑別にはクロマチンと顆粒の両方に良好な染色性を示す二重（混合）染色が適している．

⑤標本は作製後2～3日以内に染める．1/15Mリン酸緩衝液（pH6.4）の10倍希釈が一般的に使用され，酸性に傾くと赤みが強く染まり，アルカリ性に傾くと青みが強く染まる．染めるまでの放置時間が長いと青みを帯びて染まる．

⑥染色性は，室温と白血球の数に影響される．染色時間は，低温では長く，高温では短くする．白血球数が多い検体や骨髄標本では染色時間を長くする．

2．染色方法

①Wright染色：塗抹標本上にライト液を滴下し約2分間置く（この間に固定される）．その上に同量の希釈リン酸緩衝液を滴下し，Wright液とよく混和して2～6分間反応させる．その後，水洗し

乾燥させる.

②Giemsa染色：メタノールで約2分間固定する. 希釈したリン酸緩衝液1mLに対しGiemsa液1〜1.5滴を加え, 混和した液を固定・乾燥した標本に2〜3mLのせて10〜20分間染色する. その後, 水洗し乾燥させる.

③May-Grünwald-Giemsa染色：まずMay-Grünwald染色を行い, 続いてGiemsa染色を行う.

C　特殊染色

学習の目標
- □ 鉄染色
- □ ペルオキシダーゼ染色
- □ エステラーゼ染色
- □ アルカリホスファターゼ染色
- □ PAS染色

鉄染色

1．概要

①鉄染色は, 赤血球あるいは赤芽球内の3価の非ヘム鉄の存在を証明するために施行される. 陽性の場合は青い顆粒状に染色される.

②鉄顆粒の増減や異常所見から, 鉄欠乏, 貯蔵鉄, 鉄代謝異常などの推察が可能であり, 臨床的意義が高い染色法の一つである.

③鉄染色で染まる赤血球を鉄赤血球（シデロサイト, siderocyte）, 赤芽球を鉄芽球（シデロブラスト, sideroblast）とよぶ.

④特に環状鉄芽球（ringed sideroblast：5個以上の鉄顆粒が核周囲1/3以上にわたって配列する）は, 赤血球内ヘモグロビン合成でヘム合成に障害があるため, ミトコンドリア内に蓄積された鉄で, 病型分類には必須の検査項目である（**図6-3**）.

2．染色方法

①2%フェロシアン化カリウム溶液と2%塩酸溶液の等量混合液を染色直前に作製し, メタノールまたはホルマリン蒸気固定標本に混合液をのせて染色. 1時間染色後, サフラニンOで後染色を行う.

②遊離した3価の鉄が錯塩（ベルリン青）をつくり, 青い顆粒状に染

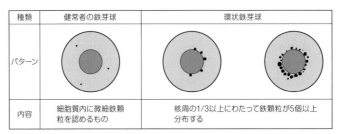

種類	健常者の鉄芽球	環状鉄芽球
パターン		
内容	細胞質内に微細鉄顆粒を認めるもの	核周の1/3以上にわたって鉄顆粒が5個以上分布する

図6-3　鉄芽球

(近藤 弘：Ⅲ 染色法. 最新臨床検査学講座 血液検査学. 第2版, p134. 医歯薬出版, 2021)

色される.

3．臨床的意義

　環状鉄芽球は骨髄異形成症候群(MDS)や鉄芽球性貧血で出現し, 診断に有力な所見となる.

2 ペルオキシダーゼ染色

1．概要

①ペルオキシダーゼ(POD)は, 水素供与体の水素を水素受容体である過酸化物に転移させる過程に作用する酸化還元酵素の一種である. その酸化作用により食食や殺菌の生理的機能を阻害する.

②好中球, 単球, 好酸球で陽性を示し, ミエロペルオキシダーゼ(myeloperoxidase；MPO)ともよばれる.

③リンパ球系, 赤芽球系, 巨核球・血小板系では陰性である.

④発色性合成基質と過酸化水素を用い, PODの作用により水素供与体は酸化・重合を起こし, 発色することを利用している.

$$基質 + H_2O_2 \xrightarrow{\text{POD}} 基質の酸化物(発色) + 2H_2O$$

⑤基質には, 発がん性のないジアミノベンチジン(DAB), 2,7フルオレンジアミン, α−ナフトールが多用されている.

⑥Sudan black B(ズダンブラックB)染色は, MPO染色とほぼ同様の染色態度を示し, 同様の目的で使用される.

2．染色方法

①標本を固定液で固定し, 水洗後, 標本にDAB等の基質と過酸化水素混合緩衝液をのせて室温で反応させ, 水洗後に後染色を行う.

②顆粒球内の一次顆粒（アズール顆粒）およびアウエル小体が陽性を示すが，用いる基質によって陽性顆粒の色が異なる．

3．臨床的意義

①細胞の帰属を判別する際に有用な染色であり，特に急性白血病のFAB分類では，骨髄芽球が3％以上の陽性率であれば急性骨髄性白血病（AML）と診断される．

②骨髄異形成症候群では成熟好中球がMPO陰性になることがあり，異形成所見と考えられる．

③MPO染色では芽球が骨髄系かリンパ系かを鑑別可能である．骨髄系は陽性．ただし，FAB分類M0，M5a，M6，M7は陰性．リンパ系は陰性である．

3 エステラーゼ染色

1．概要

①エステラーゼは，脂肪酸エステルや芳香族エステルなどエステル全般を加水分解する酵素の総称である．基質特異性を示す特異的エステラーゼ（SE）と基質特異性のない非特異的エステラーゼ（NSE）がある．

②基質には，SE染色にはナフトールAS-Dクロロアセテートとfast blue RR塩，NSE染色にはα-ナフチル・アセテートやα-ナフチル・ブチレートとfast garnet GBC塩が用いられる．酵素で遊離したナフトール類がアゾ色素と反応し，酵素の局在部位に沈着発色する．SE染色の陽性は青色，NSE染色の陽性は茶色に染色される．

③1枚の標本にSE染色とNSE染色を行うエステラーゼ二重染色は，好中球系と単球系が対照的な染色性を示すことから診断に重要である．

2．染色方法

塗抹乾燥後，標本を固定し，水洗を行う．基質反応液は室温で30分間反応させ，水洗後，ヘマトキシリンで後染色を行う．

3．臨床的意義

①SE染色：好中球系細胞で強陽性．

②NSE染色：単球系細胞は強陽性，巨核球系細胞は弱陽性～強陽性．単球系を鑑別したい場合は，反応液にフッ化ナトリウム（NaF）を添加することで，NSE染色の単球系の陽性像がほとんど完全に抑

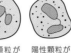

0型(0点)	I型(1点)	II型(2点)	III型(3点)	IV型(4点)	V型(5点)
陽性顆粒なし	陽性顆粒5個まで	陽性顆粒が30個以下で,容易に数えることができる	陽性顆粒が30個以上で細胞質に不均一に分布	陽性顆粒が均等に分布するが,濃淡に隙間がある	陽性顆粒が細胞質に密に分布

図6-4　好中球アルカリホスファターゼ

制される.

③エステラーゼ二重染色はFAB分類M4とM5の鑑別に用いられる.
・M4：NSE染色が陽性でNaF阻害あり，SE染色は陽性.
・M5：NSE染色が陽性でNaF阻害あり，SE染色は陰性.

 # 4 アルカリホスファターゼ染色 (図6-4)

1．概要

①好中球アルカリホスファターゼ（NAP）は，主として成熟好中球の二次顆粒に存在し，種々のリン酸エステルをアルカリ領域（pH8～10）で水解する酵素の一つである.

②類白血病反応，真性赤血球増加症と慢性骨髄性白血病（CML）を鑑別するのに有用である.

③基質はナフトールAS-BIホスフェートやナフトールAS-MXホスフェート（朝長法）が用いられる．基質とジアゾニウム塩としてfast blue RR塩の混合液をアルカリ下で反応させ，産生したナフトールとfast blue RR塩が結合して不溶性の青色のアゾ色素を産生する.

2．染色方法

①塗抹乾燥後，酵素活性が低下しないうちに低温で素早く標本を固定し，しっかりと水洗を行う．基質反応液は37℃で2時間反応させ，水洗後サフラニンOで後染色を行う.

②細胞質に鮮明な青色顆粒があれば陽性とし，好中球100個中の陽性細胞数の割合（陽性率％）を出す．好中球100個について**図6-4**に従って陽性度（0型～V型）とそれぞれの個数を分類し，各型の好中球数とその点数の積を総和してスコア（陽性指数）を算出する.

3．臨床的意義（NAPスコア）

①しばしば低値：CML慢性期，発作性夜間ヘモグロビン尿症（PNH）.

②ときに低値：AML，MDS.

③高値：真性赤血球増加症，類白血病反応（重症細菌感染症など），再生不良性貧血，CML急性転化.

⑤ PAS染色

1．概要

①PAS染色はグリコーゲンやムコ多糖類を証明するもので，陽性の場合は赤く染まる．血球におけるPAS染色性は，それぞれの細胞で陽性態度が異なることから，細胞判別の方法の一つとして利用されている.

②血球内の多糖類に含まれるグリコール基が，過ヨウ素酸の酸化作用により2分子のアルデヒド基を生じ，それがシッフ試薬中の無色フクシンと反応して赤色の色調を呈する.

2．臨床的意義

①陽性物質のグリコーゲンは，アミラーゼ（唾液）消化試験を行うと赤色の陽性物質が陰性化することで証明される.

②一般的に好中球系は陽性だが，幼若細胞では弱く，成熟細胞で強く染まる．骨髄芽球は弱陽性あるいは陰性，赤血球は陰性である.

③赤白血病（急性骨髄性白血病のFAB分類M6），一部の骨髄異形成症候群で赤芽球が陽性を示すことがある．（急性骨髄性白血病のFAB分

奇形赤血球の臨床的意義

正常赤血球の形態から逸脱した赤血球を奇形赤血球と総称し，奇形赤血球が目立つ場合を奇形赤血球症という．出現頻度により臨床的な重要度が異なる.

赤血球形態の表現や判定の基準について標準化が進められているが，特に形態異常として臨床的に重要性が高いものに，球状赤血球，破砕赤血球，涙滴赤血球があげられている．出現率の表現方法は，上記以外の奇形赤血球は（－：正常）が（0〜3%未満），1が（3%以上〜10%未満）などに対して，球状赤血球，破砕赤血球，涙滴赤血球は，（－：正常）が（0〜1%未満），1が（1%以上〜3%未満）などと低く設定されており，重要性の高さを示している.

類については10章の「B-1 急性骨髄性白血病（AML）」を参照.）

④正常リンパ球のPAS陽性率は低いが，急性リンパ性白血病では芽球の細胞質に粗大顆粒状〜滴状陽性がみられることがあり，白血病の補助診断として有用である.

D 血液細胞の観察

<!-- 学習の目標 -->
□ 鏡検法による血球観察
□ 末梢血血液像
□ 骨髄像
□ その他の穿刺液像（リンパ節・髄液を含む）
□ 白血球自動分類

1 鏡検法による血球観察

①血液標本の観察は，1枚の標本から，おおまかな血球計測値はもとより，貧血や感染，造血器腫瘍，血管内凝固など多岐にわたる情報を得ることができる.

②血液標本から貴重な情報を得るためには，適切な塗抹と染色性，観察者の力量が大きく影響する.

2 末梢血血液像

1．概要

①末梢血標本観察を行う際は，まず肉眼で塗抹と染色性の状態を確認する. また，患者名や日付などの情報および自動血球計数器の測定値を確認する.

②顕微鏡による標本観察は，弱拡大（100倍）による観察から中拡大（400倍），強拡大（1,000倍，油浸）へと進める.

2．標本の観察

適切な観察場所は，赤血球が重なり合わずに均等に分布し，白血球が変形せず形態が十分に保たれている所である.

（1）弱拡大

①細胞の分布状態や伸展具合，染色のムラやごみの有無を確認する.

表6-1　赤血球の観察

項目	小球性低色素性貧血	正球性正色素性貧血	大球性正色素性貧血
形態観察（直径μm）	小型（6μm以下）	正常（7〜8μm）	大型（9.5μm以上）
MCV（fL）	↓（≦80）	81〜100	↑（101≦）
形態観察	凹部が広い	正常	正常
MCHC（g/dL（%））	↓（≦30）	31〜35	31〜35
考えられる疾患	鉄欠乏性貧血 鉄芽球性貧血 サラセミア	溶血性貧血 出血性貧血 腎性貧血 再生不良性貧血	巨赤芽球性貧血 悪性貧血 肝障害に伴う貧血 MDS

②白血球の概算と赤血球観察による貧血の有無を確認する.

③各血球の凝集やフィブリン析出の有無を確認する.

④標本の両脇や引き終わりを観察し，細胞凝集塊やがん細胞の有無を確認する.

⑤白血球分類に適した場所の選択を行う.

(2) 中拡大，強拡大

①観察に適する視野から開始し，塗抹標本に垂直方向に視野を移動させながら観察を行い，塗抹の辺縁まで到達したら1視野分厚い方に移動させ，逆向きに垂直に観察を進める.

②一般的に，白血球の分類は中拡大で100〜200個カウントし，各細胞の比率を算定するが，幼若細胞やその他の異常細胞が出現した場合には強拡大で詳細に観察する.

③有核赤血球が出現している場合は，白血球とは別にカウントを行い，白血球100個あたりの出現数をカウントして，電気抵抗方式自動血球計数装置の白血球数の補正に使う.

同時に赤血球，血小板の形態を評価し，異常の有無とともに出現頻度なども評価する.

④健常人の赤血球形態は，直径が7〜8μm，中央が凹んだ円盤状で厚みは厚いところで約2μmを呈するが，病態に応じてさまざまな変化を示す.

3．判定

赤血球にみられる形態異常は，①大きさの変化・大小不同，②染色性の変化・色素性，③異常な形態・奇形赤血球，④封入体，⑤分布異常などがある（**表6-1，-2**）.

①大きさ：正球性赤血球，小球性赤血球，大球性赤血球がある.

表6-2 赤血球形態異常

	名称と特徴	形態	主な疾患
大きさ	小球性赤血球, 小球性貧血	○	鉄欠乏性貧血, サラセミア
	大球性赤血球	●	巨赤芽球性貧血, 悪性貧血
	大小不同症		各種貧血
染色性	低色素性赤血球	○	鉄欠乏性貧血, サラセミア
	二相性赤血球 (低色素性と正色素性の混在)	○ ○ 低 正	鉄芽球性貧血
	多染性赤血球 (軽度に好塩基性も示す)		溶血性貧血
形	奇形赤血球 (種々の異常な形が目立つ場合の総称)		各種貧血
	球状赤血球 (直径が小さく, 厚みがある)	◉	遺伝性球状赤血球症
	楕円赤血球	⬭	遺伝性楕円赤血球症
	涙滴赤血球	◊	原発性骨髄線維症
	破砕赤血球 (断片化赤血球)	☽ ☽	血栓性微小血管症 (TTP, HUS), DIC など
	有棘赤血球	✷	肝硬変, 無β-リポ蛋白血症
	鎌状赤血球	⌒	鎌状赤血球症
	標的赤血球 (標的:弓などの練習に用いる的のこと)	◉	サラセミア, 鉄欠乏性貧血, 高度の黄疸, 摘脾後
	ウニ状赤血球	✸	ピルビン酸キナーゼ異常症
	菲薄赤血球	○	鉄欠乏性貧血
	連銭形成	○○○○	高γグロブリン血症 (多発性骨髄腫など)
	赤血球凝集	⬡	寒冷凝集素症
顆粒・封入体	好塩基性斑点(多数の青灰色微細顆粒, リボソームの集合体)	◉	鉛中毒など
	ハウエル・ジョリー小体(核の残存物)	◉	摘脾後など
	赤芽球	◉	溶血性貧血, 白血病, 骨髄線維症
	シュフナー斑点(三日熱マラリア原虫)	◉	マラリア感染
	パッペンハイマー小体(鉄顆粒)	◉	鉄芽球性貧血, 不安定Hb症
	カボット環(紡錘糸の残存)	⬭	悪性貧血

②染色性：正色素性赤血球，低色素性赤血球，二相性赤血球，多染性赤血球などがある．

③異常な赤血球形態を示す赤血球を総称して奇形赤血球という．

④奇形赤血球：球状赤血球，楕円赤血球，涙滴赤血球，破砕赤血球，有棘赤血球などがあり，奇形赤血球が全赤血球の3％以上の場合には奇形赤血球症とよぶ．

球状赤血球，破砕赤血球，涙滴赤血球は，他の奇形赤血球と比べて出現率が低い場合であっても臨床的重要度が高い．

⑤封入体：主な赤血球封入体とその出現例を**表6-2**に示す．

⑥分布異常：連銭形成や赤血球凝集がある．出現例を**表6-2**に示す．

3 骨髄像

1．概要

①成人では胸骨，腸骨などから採取された骨髄穿刺液から，有核細胞数，巨核球数の測定と塗抹標本の作製を行う．

②骨髄塗抹標本の作製は，末梢血塗抹標本と同様に行うと同時に，細胞小塊を2枚のスライドガラスで挟み押しつぶして圧挫伸展標本を作製する．

③標本は余分に作製して，普通染色と必要に応じて特殊染色を行う．さらに，残りの細胞小塊を用いて組織切片や電子顕微鏡標本を作製する．

2．標本の観察

①骨髄塗抹標本の観察は，肉眼で細胞小塊の有無，脂肪の多寡，標本の色などを観察する．

②弱拡大で標本全体を観察し，細胞密度や巨核球の増減，大型の異常細胞の有無を観察し，観察に適した場所を選ぶ．

③骨髄小片（particle）や巨核球などの大型の細胞・塊は，標本の引き終わりや辺縁に集まる傾向があるので，それらの部位の観察とparticleの細胞と脂肪の比から細胞密度を判断する．

④強拡大で有核細胞を500〜1,000個分類して，骨髄有核細胞の割合（％）と骨髄球系細胞と赤芽球系細胞の比（M/E比）を算出する．

⑤骨髄小片や骨髄内の幼若細胞がない標本は，末梢血の混入が考えられる．

その他の穿刺液像（リンパ節・髄液を含む）

1．リンパ節

①リンパ節生検は，感染症によるリンパ節炎症と悪性リンパ腫や転移性腫瘍との鑑別目的で行われる．

②検査としては，病理組織検査，捺印標本による細胞形態観察，フローサイトメトリによる細胞表面抗原の解析，染色体検査，遺伝子検査，電子顕微鏡観察などがある．

③リンパ節捺印標本は，低倍率で細胞の分布状態，大小不同，形態の多様性などに注意して観察する．次に，高倍率にして個々の細胞を観察する．

2．髄液，その他

①その他の穿刺液標本には，胸水，腹水，髄液標本などがある．

②特に髄液中の白血病細胞の動態は，急性リンパ性白血病などにおいて重要視される．

③胸水・腹水は穿刺液細胞沈渣の塗抹標本を作製して血液普通染色で染色し，核-細胞質（N/C）比，大小不同，不整な核型，明瞭な核小体，核小体数の増加，核のクロマチン構造などに留意して観察する．

 白血球自動分類

白血球自動分類の原理は，フロー方式〔電気抵抗方式，フローサイトメトリ（FCM方式）〕とパターン認識法に大別される．

1．フロー方式

①電気抵抗方式：溶血剤によりリンパ球や好中球などの体積に差がつくので，その差を利用して白血球を細分類する．

②FCM方式：検体中の有核細胞を検出し，ヒストグラムやスキャッタグラム（散布図）から白血球の数や分画を計測する．

③フロー方式では各成熟段階の細胞や異常細胞を正確に分類することはむずかしいので，それらを幼若細胞群，分類不能群などとして表示する．また，それらの細胞は塗抹染色標本で確認・分類する必要がある．

2．パターン認識法

①塗抹染色標本上の画像情報を光学的に検出し，得られた情報から

分析する．あらかじめ鏡検から得られた各種細胞の形態的特徴（大きさ，形状，核・細胞質・顆粒の染色性など）をコンピュータに設定しておき，それをもとに個々の細胞を解析し分類する．

②フロー方式に比べて処理速度が遅く，観察細胞数が少ないなどの欠点があるが，画像情報を保存できるため，細胞の確認がいつでも可能である．

E　細胞性免疫検査

学習の目標

- [ ] CD分類
- [ ] フローサイトメトリ法
- [ ] 免疫組織化学法

　白血病の分類については，近年，多くの研究により，特徴的な染色体転座あるいは遺伝子変異が白血病発症の病因として判明してきた．そのため，従来から行われてきた形態学を主にしたFAB分類に代わり，形態学的所見，免疫表現型（CD分類の検索），細胞遺伝学などの結果を総合的に判定して分類するWHO分類が主体となってきた．（10章の「A 造血器腫瘍の分類」を参照.）

CD分類

①白血球や巨核球・血小板の細胞表面には，細胞の分化とともに種々の細胞表面抗原（マーカー）が発現する（**表6-3**）.

②これらの抗原は，サイトカイン受容体や接着因子など細胞の機能と密接に関連していて，国際的に統一されたCD分類で表現される．

③細胞性免疫検査では，細胞表面に発現している抗原を解析することで，細胞の系統や分化段階を知ることができる．さらに，発現パターンの異常からは腫瘍細胞であることが示唆される．

表6-3　白血病における特殊染色と細胞表面抗原

FAB 分類	POD 染色	エステラーゼ染色			PAS 染色	主な細胞表面抗原
		特異的	非特異的	NaF		
M0	−	−	−		−	CD13, CD33
M1	+	+	−		−	CD13, CD33
M2	++	+〜++	−〜+		−	CD13, CD33
M3	+++	+〜++	−〜+		−	CD33
M4	++	+〜++	+〜++	−〜+	−	CD13, CD14, CD33
M5	−〜+	−〜±	+++	−〜+	−	CD13, CD14, CD33
M6	−	−	−〜±		+	グリコホリンA
M7	−	−	±〜+		−	CD41, CD61

 ## フローサイトメトリ(flow cytometry；FCM) 法

1．概要

①FCM法による細胞表面抗原の解析は，細胞表面に発現している何種類もの抗原を，多種の蛍光色素で標識したモノクロナール抗体と反応させ測定することで，抗原の種類や発現量および細胞の系統や分化段階を知ることができる．そのため，造血器腫瘍の病型診断に用いられている．

②末梢血，骨髄液などの液体状の検体だけでなく，組織を裁断して細胞浮遊液を作製することで，リンパ節や腫瘍組織なども解析できる．

③光源としてレーザ光が使用される．レーザ光が細胞に当たると散乱光が発生することで，細胞の大きさや細胞の内部構造の情報を分析，解析し特定の細胞集団を選別できる(gating)．また，gatingした細胞集団にあらかじめある種の蛍光色素を標識した抗体と反応させたものについて蛍光量を分析し，種々の解析ができる．

④散乱光には細胞の大きさを示す前方散乱光(FSC)と細胞の内部構造を示す側方散乱光(SSC)の2種類がある．両者を組み合わせることで細胞の特徴をとらえ，細胞集団を描出することが可能になる．

2．操作

対象の細胞浮遊液に蛍光標識抗体を加えて反応させた後，溶血剤を

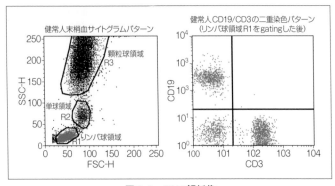

図6-5　FCM解析像

(東 克巳：Ⅶ 血液細胞抗原検査. 最新臨床検査学講座 血液検査学. 第2版. p150. 医歯薬出版, 2021)

加え赤血球を処理する．その後，フローサイトメータで解析する（**図6-5**）．

3．解析

①細胞表面抗原に特異的なモノクロナール抗体（蛍光色素が結合）を反応させた後に，細胞1個1個にレーザ光をヒットさせると陽性細胞が蛍光を発し，検出される．

②抗原基1個を証明する方法を単染色という．また，抗原基の異なる数種の抗体（蛍光色素の種類も異なる）を反応させると，1つの細胞で数種類の抗原基を検出することが可能となる．このような解析方法をマルチカラー解析とよぶ．

 ## 免疫組織化学法

①造血器腫瘍細胞の同定は，蛍光標識細胞をFCMにかけるか，塗抹標本を免疫組織化学染色して光学顕微鏡により観察する．

②染色法：固定した標本に一次抗体（モノクローナル抗体）を反応させ，次に二次抗体（ビオチン標識抗マウス免疫グロブリン）を反応させる．酵素（ペルオキシダーゼ）を標識したアビジンを反応させ，アビジン-ビオチン複合体を作製し，発色基質で発色させる．

③対比染色をすることで，起源細胞の判別も容易となり，内部抗原の検出も可能である．

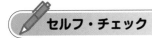
セルフ・チェック

A 次の文章で正しいものに〇，誤っているものに×をつけよ．

	〇	×
1. 塗抹標本の作製において，引きガラスを動かすスピードが速いと厚くて短い標本になる．	□	□
2. Wright染色はメタノール固定が必要である．	□	□
3. Giemsa染色ではクロマチン構造がよく染まる．	□	□
4. 鉄染色は3価の鉄が錯塩（ベルリン青）をつくり，青い顆粒状に染色される．	□	□
5. グリコーゲンはアミラーゼ（唾液）消化試験を行うとPASが陰性化する．	□	□
6. ペルオキシダーゼ染色は，リンパ球系，赤芽球系，巨核球・血小板系は陽性である．	□	□
7. 急性白血病のFAB分類では，ペルオキシダーゼ染色で骨髄芽球の3％以上の陽性率で急性骨髄性白血病と診断される．	□	□
8. 好中球アルカリホスファターゼ（NAP）染色は好中球の一次顆粒（アズール顆粒）が陽性になる．	□	□
9. 好中球アルカリホスファターゼ（NAP）染色は類白血病反応と慢性骨髄性白血病を判別するのに有用である．	□	□
10. 単球系細胞は非特異的エステラーゼ染色のα-ナフチル・ブチレート基質が強陽性である．	□	□
11. 鏡検の弱拡大で細胞の分布状態や伸展具合，染色のムラやごみの有無を確認する．	□	□
12. 異常細胞などの大型の細胞や凝集の有無は末梢血塗抹標本の辺縁や引き終わりでみつけやすい．	□	□
13. 骨髄標本は採血時に末梢血が混入しやすい．	□	□
14. 穿刺液標本にはリンパ節，胸水，腹水，髄液標本などがある．	□	□

A 1-〇，2-×（固定液と染色液が一緒になっているので必要ない），3-〇，4-〇，5-〇，6-×（陰性），7-〇，8-×（二次顆粒），9-〇，10-〇，11-〇，12-〇，13-〇，14-〇

15. 白血球自動分類装置は好中球の桿状核球と分葉核球の区別ができる. □ □

16. 造血器悪性腫瘍のWHO分類は形態学的検査が主になっている. □ □

17. CD分類はサイトカイン受容体や接着因子など細胞の機能と密接に関連している. □ □

18. 免疫組織化学法は一般的にペルオキシダーゼ染色が用いられる. □ □

19. フローサイトメトリ法は光源にタングステン光が使われている. □ □

20. フローサイトメトリ法の前方散乱光（FSC）は細胞の大きさを示す. □ □

B

1. 普通染色について誤っているのはどれか.
   - □ ① Wright染色は核より顆粒の方がよく染まる.
   - □ ② リン酸緩衝液のpHは6.4である.
   - □ ③ Giemsa液には，固定液としてメタノールが含まれているので固定の必要はない.
   - □ ④ Wright染色に要する時間はGiemsa染色より短い.
   - □ ⑤ Giemsa原液は希釈して染色に用いる.

2. 血球と染色結果の組み合わせで正しいのはどれか. 2つ選べ.
   - □ ① 巨核球 ─────── ペルオキシダーゼ染色陽性
   - □ ② 好中球 ─────── 特異的エステラーゼ染色陰性
   - □ ③ リンパ球 ─────── ペルオキシダーゼ染色陰性
   - □ ④ 好酸球 ─────── ペルオキシダーゼ染色陽性
   - □ ⑤ 単球 ─────── 非特異的エステラーゼ染色陰性

A 15-×（フロー方式では各成熟段階の分類はむずかしい），16-×（形態学的検査，免疫学的検査，染色体・遺伝子検査結果を総合的に判定），17-○，18-○，19-×（レーザ光），20-○

B 1-③（Giemsa液は水溶性液体のためメタノール固定が必要），2-③と④（①陰性，②陽性，⑤陽性）

3. フローサイトメトリについて誤っているのはどれか.
   - □ ① リンパ球のサブセット検査に用いる.
   - □ ② 蛍光色素標識は同時に多色を測定できる.
   - □ ③ 前方散乱光は細胞内構造を反映する.
   - □ ④ 造血器腫瘍の病型診断に用いる.
   - □ ⑤ レーザ光を当てて散乱光や蛍光強度を測定する.

4. Wright-Giemsa染色標本鏡検中に次のような血球を認めた.
   直径は赤血球の3倍程度, 核は円形で, クロマチンは繊細,
   核小体は淡青紫色にみえる. 細胞質は好塩基性で, 多数の粗
   大アズール顆粒をみる. 最も考えられるのはどれか.

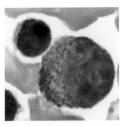

   - □ ① リンパ芽球
   - □ ② 後骨髄球
   - □ ③ 前骨髄球
   - □ ④ 単球
   - □ ⑤ 形質細胞

B 3-③(細胞の大きさを反映する), 4-③(前骨髄球は大型で核が偏在してい
る. 他は問題文にある特徴が該当する)

5. 次の末梢血標本中の赤血球にみられる物質はどれか. **2つ選べ.**

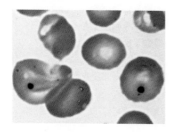

- □ ① デーレ小体
- □ ② ハインツ小体
- □ ③ ラッセル小体
- □ ④ パッペンハイマー小体
- □ ⑤ ハウエル・ジョリー小体

B 5-④と⑤（④大型で円形，核と同色，⑤小型だがサイズは多様，紫緑色）

7　血管・止血関連検査

A　血管・血小板関連の検査

学習の目標

□ 出血時間　　　　　　　　□ 血小板凝集能
□ 毛細血管抵抗試験　　　　□ 血小板関連IgG
□ 血小板粘着能

 出血時間（表7-1）

1．概要

出血時間は血小板の数と機能および血管壁の機能をスクリーニングする簡便な方法であり，皮膚に人工的切創をつくり，止血に要する時間を測定するものである．

2．測定方法

①Duke法とIvy法があるが，Duke法が一般的である．

②Duke法：耳朶にメスまたはランセットで切創をつくり，30秒ごとに湧出する血液を濾紙で吸い取り，自然に止血するまでの時間を測定する．基準範囲は1～3分で，5分以上を延長とする．簡便であるが感度が悪く（血小板数が5万/μL以上では延長しない），再現性に欠ける．

③Ivy法：上腕に40mmHgの一定圧を加えた状態で前腕内側肘窩の下約1～2cmの部分に切創をつくり，Duke法と同様に止血するまでの時間を測定する．基準範囲は2～5分で，10分以上を延長とする．Duke法に比べて再現性はよいが，操作が煩雑で時間がかかる．

3．結果の解釈

一般的に，血小板数と出血時間の間には一定の逆相関がある．血小板減少がないのに出血時間が延長する場合は，血小板機能異常，von Willebrand病（VWD），血管の異常などが考えられる．

2　毛細血管抵抗試験

1．概要

　毛細血管抵抗試験は毛細血管に圧を加え，毛細血管の抵抗をみる検査で，血小板の数と機能のほか，毛細血管因子（コラーゲンなどの結合組織蛋白など）も関与する．

2．測定方法

　①陰圧法と陽圧法（ルンペル・レーデ試験）がある．
　②陽圧法：仰臥位にして血圧を測り，最高血圧と最低血圧の中間圧をかけた状態で5分おき，時間がきたら圧を除き，2〜3分後に前腕の点状皮下出血を観察する．

3．結果の解釈

　陽圧法で10個以上を異常とみなす．血小板減少，血小板機能異常，von Willebrand病，アレルギー性紫斑病などで陽性になる．

3　血小板粘着能 (表7-1)

　①血小板粘着能は血小板が異物に付着する能力をみる検査で，ビーズカラムに血液を通過させて，血小板の停滞率を測定する．
　②健常者の停滞率は40〜80％程度である．
　③von Willebrand病，血小板無力症（血小板膜GPIIb/IIIa複合体の異常），Bernard-Soulier（ベルナール・スーリエ）症候群（血小板膜GPIb/IX/Vの異常）などで異常値を示す．

4　血小板凝集能 (表7-1)

1．概要

　①血小板凝集能は，血小板数が正常であるのに出血時間が延長し出血傾向を呈する場合，すなわち，血小板の機能異常を疑う場合に必要な検査である．
　②血小板を多く含む血漿（富血小板血漿）に各種凝集惹起物質を加え，血小板凝集計を用いて透過光の変化を測定することで凝集の有無を確認する検査である．
　③血小板凝集には外から添加された物質による一次凝集と，その後活性化した血小板が放出した顆粒内物質による二次凝集がある．

表7-1 血液・血小板機能検査

疾患名		von Willebrand病	血小板無力症	Bernard-Soulier症候群	storage pool病
原因		VWFの質的・量的異常	GPⅡb/Ⅲaの欠損・分子異常	GPⅠb/Ⅸ/Vの欠損・分子異常	血小板顆粒の減少・欠損
出血時間		延長	延長	延長	延長
凝集能	リストセチン凝集能	低下	正常	低下	正常
	コラーゲン・ADP・エピネフリン凝集能	正常	低下	正常	ADP・エピネフリンは二次凝集が低下

④凝集惹起物質としてコラーゲン，アデノシンニリン酸（ADP），エピネフリン，リストセチンを用いる．

2．結果の解釈

①血小板無力症：コラーゲン，ADPによる凝集はみられないが，リストセチン凝集は正常．

②von Willebrand病，Bernard-Soulier症候群：コラーゲン，ADPによる凝集は正常であるが，リストセチン凝集はみられない．

③storage pool（ストレージ・プール）病：ADP，エピネフリンによる一次凝集は正常だが，二次凝集は低下する．

5 血小板関連IgG

①一般的に，血小板関連IgG（PAIgG）は血小板表面に付着している抗血小板自己抗体と考えられているが，免疫複合体であるのか，あるいは非特異的に付着しているIgGであるのかは区別できない．

②PAIgGが高値である疾患として特発性血小板減少性紫斑病（ITP）がよく知られているが，それ以外にも慢性肝炎や肝硬変などの肝疾患，全身性エリテマトーデスやBasedow（バセドウ）病，橋本病などの自己免疫疾患で高値を示す．

③血小板関連IgGはさまざまな状況で産生され，血小板減少症およびそれに伴う出血傾向を誘発する．そのため，血小板関連IgGを検出することは血小板減少症の鑑別と病態解析に有用である．

B 凝固・線溶の検査

学習の目標

☐ プロトロンビン時間（PT）
☐ 活性化部分トロンボプラスチン時間（APTT）
☐ VWF（抗原量，活性）
☐ 凝固因子活性
☐ プラスミノゲン
☐ フィブリノゲン/フィブリン分解産物（FDP）
☐ D-ダイマー
☐ 可溶性フィブリンモノマー複合体（SFMC）
☐ トロンビン-アンチトロンビン複合体（TAT）
☐ プラスミン-プラスミンインヒビター複合体（PIC）

①凝固・線溶の検査は，測定前の採血と検体処理が重要である．採血時の駆血帯による長時間の圧迫で血管因子の流入が起こったり，無理な吸引による組織液の混入は試験管内で凝固が亢進する原因になるので，速やかに採血を行う．

②採血は，なるべくうっ血を短く，組織液の混入を避けて21Gの静脈針で抗凝固剤（クエン酸Na）入り試験管に採血する．3,000 rpm（1,500 G），10分間遠心し，上清の血漿を別のプラスチック製試験管に分離し，4℃に保存し，ただちに測定する．測定できない場合は−80℃以下に保存する．

1 凝固検査（表7-2）

1．凝固検査の準備

①凝固検査は，抗凝固剤として3.2％クエン酸ナトリウム溶液を血液9に対して1の割合で加えて得られた血漿に，それぞれの試薬と25 mMの塩化カルシウム溶液を加えてからフィブリンが析出するまでの時間を測定する．

②接触因子の活性を防ぐため，プラスチック製の注射筒，遠沈管，分注ピペットを用いる．恒温槽は37℃に温めておく．

③測定に用いる試験管は，内径8 mmの傷のない，清潔な物を使用する．

表7-2　基本的な凝固活性測定（PT，APTT，トロンビン時間，その他で凝固活性を計測する方法）

必要な器具・試薬	プラスチック製内径8mmの小試験管 37℃恒温槽 ストップウォッチ マイクロピペット 25mM塩化カルシウム溶液 各種測定用の専用試薬 測定用のクエン酸血漿（被検血漿） 健常人血漿（コントロール血漿）
操作	2本の小試験管で二重測定を行う 小試験管に被検血漿を0.1mL入れる（4℃に保存してあるので，測定時に数分間加温する） 各測定用の専用試薬を添加する（PT試薬は0.2mLで加温可能だが，多くの試薬は0.1mLで加温は不可） 加温した25mM塩化カルシウム溶液0.1mLを試験管に素早く添加すると同時にストップウォッチを始動させる 37℃恒温槽内で一定時間ごとに小試験管を傾けたり回したりして，フィブリンの析出を観察する
判定	フィブリンが析出しはじめた時間

2．凝固検査の操作

①凝固検査の操作はどの項目でも基本的に同じ操作で，フィブリンの析出までの時間を計測する．

②血漿0.1mLを入れた小試験管に各試薬類を加えて37℃恒温槽内で予備加温し，加温した塩化カルシウム溶液を加えると同時にストップウォッチを始動する．

③適切な照明の下の恒温槽内で，試験管は傾けるか回転するかを一定時間ごとに繰り返し（強く振ってはならない），フィブリンの析出までの時間を計測する．

④基準血漿を被検血漿と同時に測定する．目視法と機械測定法がある．

💿 プロトロンビン時間（PT）

1．概要

①PTは，凝固機序の外因系凝固能を総合的に検査するスクリーニング検査法であり，延長する場合は，第Ⅶ因子の低下を考慮する．

②PT試薬は，動物の肺，脳，胎盤などの臓器からの抽出物や，遺伝子組換え型組織因子にリン脂質を再構成した組織トロンボプラ

スチンとカルシウムとの混合液からなる.

2．測定方法

①血漿0.1mLを入れた小試験管を加温し，加温したPT試薬0.2mL
を添加し，恒温槽内でフィブリンの析出までの時間を計測する.

②PTの主な表示方法：

- 秒：検体PT値（秒）と正常対照PT値（秒）をともに表記する.
- 比：検体PT値（秒）/正常対照PT値（秒）
- 活性（%）：正常対照の活性を100%とした正常対照血漿の希釈系
列から検量線を作成し，検体の秒数を活性（%）に換算する.
- 国際標準比（INR；international normalized ratio）：PT値を経口
抗凝固薬（ワルファリン等）のモニタリングに使用する場合，市
販試薬による検査成績の差をなくすために国際感度指数（ISI；in-
ternational sensitivity index）で標準化したもの.
  INR＝（被検血漿測定値／正常対照測定値）^{ISI}

3．結果の解釈

①基準範囲：秒表示は10〜13秒であり，正常対照血漿より2秒以
上の延長があれば異常とみなす.　比表示は0.85〜1.15，活性表
示は80〜100%，INR表示は0.9〜1.1である.

②ワルファリンによる一般的な抗凝固療法ではINR 2.0〜3.0が推
奨されている.　4.0を超えると出血性副作用の危険性が高い.

● 活性化部分トロンボプラスチン時間（APTT）

1．概要

①APTTは，凝固機序の内因系凝固能を総合的に検査するスクリー
ニング検査法であり，延長する場合は，第Ⅷ，Ⅸ，Ⅺ，Ⅻ因子，
プレカリクレイン，高分子キニノゲンの低下を考慮する.

②APTT試薬は，ウサギの脳や大豆から抽出したリン脂質や合成リン
脂質およびエラジン酸，シリカなどの接触因子活性化剤からなる.

2．測定方法

小試験管に血漿0.1mLとAPTT試薬0.1mLを入れ加温し，加温し
たカルシウム溶液0.1mLを添加し，恒温槽内でフィブリン析出まで
の時間を計測する.

3．結果の解釈

基準範囲は使用する試薬によって異なるが30〜40秒であり，基準
血漿より10秒以上の延長があれば異常とみなす.

フィブリノゲン

①トロンビンはセリン蛋白質分解酵素型の代表的な活性凝固因子であり, 種々の生理的活性を有するが, 可溶性のフィブリノゲンを不溶性のフィブリンに転化して血液を凝固させる.

②正常血漿が20秒前後で凝固するように希釈したトロンビン液0.1 mLを血漿0.1 mLに加えて, 恒温槽内でフィブリン析出までの時間を計測するのがトロンビン時間である.

③トロンビン時間はフィブリノゲンの欠乏, 異常フィブリノゲン血症, 抗トロンビン物質の存在で延長する.

④フィブリノゲンの定量は, トロンビン時間による測定のほかに免疫学的方法で測定される.

VWF(抗原量, 活性)

1. 概要

von Willebrand因子(VWF)は, 血管内皮細胞や骨髄巨核球から産生される分子量約25万の糖蛋白質が基本単位で, 血管の内皮細胞の中で重合して分子量約50万の二量体がつくられ, さらに重合して分子量約2,000万以上の多量体(マルチマー)となり, 血液中に放出される. その機能は, 血小板のVWF受容体(GPIb/IX/V)と結合し血小板粘着や凝集反応を起こしたり, 第Ⅷ因子の担体蛋白として複合体を形成し第Ⅷ因子を安定化させる.

2. 測定方法

①多血小板血漿を用いたリストセチン添加血小板凝集能(VWF活性＝リストセチン・コファクター活性)測定法, 免疫学的測定法などがある.

②血小板凝集能測定法:抗生物質の一種であるリストセチンが血小板凝集を促進することを利用するもので, 健常者洗浄血小板に被検血漿とリストセチンを添加し, 凝集の有無を判定する.

③免疫学的測定法:抗原量は, VWFに対する特異的抗体を用いたラテックス凝集法や一次元免疫電気泳動法(ローレル法)などにより測定する.

さらに, SDS-アガロースゲル電気泳動法を用いてマルチマー構造を解析することで, von Willebrand病(VWD)の病型分類を行うことができる.

3．結果の解釈

　基準範囲はラテックス凝集法では70〜150％で，VWDで低下する．

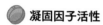 凝固因子活性

1．概要

　スクリーニング検査として行ったPTやAPTTで異常が認められた場合，PTは外因系凝固因子，APTTは内因系凝固因子，両方であれば共通系凝固因子の異常を疑う．その異常凝固因子の検索と量（活性）の定量を行う．

2．測定方法

①各凝固因子の活性をPT・APTT（凝固法），発色性合成基質を用いて測定する方法と，抗原量を免疫学的方法によって測定する方法に大別される．

②凝固法：

・内因系凝固因子（第Ⅷ，Ⅸ，Ⅺ，Ⅻ因子，プレカリクレイン，高分子キニノゲン）の測定：APTTを利用する．目的とする凝固因子だけが欠乏している血漿に被検血漿を加えてAPTTを測定し，健常者プール血漿を100％として作成した検量線から活性を算出する．表示単位はパーセント（％）が用いられる．

・外因系・共通系凝固因子（第Ⅱ，Ⅴ，Ⅶ，Ⅹ因子）の測定：PTを利用する．目的とする凝固因子だけが欠乏している血漿に被検血漿を加えてPTを測定し，正常血漿で作成した検量線から活性を算出する．

③発色性合成基質法（**表7-3**，**図7-1**）：凝固因子の活性型は蛋白分解酵素（第Ⅱ，Ⅶ，Ⅸ，Ⅹ，Ⅺ，Ⅻ因子）あるいはその補酵素とし

表7-3　発色性合成基質法〔凝固因子，プロテインC（PC），プロテインS（PS），アンチトロンビン（AT），プラスミンインヒビターなど〕

必要な器具・試薬	試験管 37℃恒温槽 比色計 マイクロピペット 測定用のクエン酸血漿（被検血漿） 健常人血漿（コントロール血漿） 各種専用の合成基質（発色剤としてパラニトロアニリン） 希釈用緩衝液

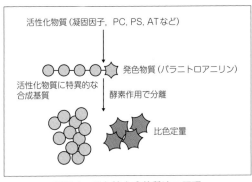

図7-1 発色性合成基質法の原理

て働く.

活性化凝固因子が発色性合成基質(色素であるパラニトロアニリンが標識)を特異的に分解する. 発色性合成基質から分離した色素を測定し, 正常血漿で作成した検量線から活性を算出する.

④免疫学的方法:各因子に特異的な抗体を結合させたラテックスと検体を反応させ, 免疫複合物を産生する. 凝集法の場合は肉眼により各因子を半定量し, 凝集比濁法の場合は吸光度または散乱光で定量する.

 ## 線溶検査

プラスミノゲン

1. 概要

①プラスミノゲンは分子量約9万の糖蛋白で, 肝臓で合成され血中半減期は約2日である. プラスミノゲンはプラスミノゲンアクチベータ(PA)により活性化されるとプラスミンになる. プラスミンは, フィブリン, 凝固第V因子, 第Ⅷ因子等を分解し, 線溶機構の中心的な役割を演じる.

②プラスミンにはフィブリン溶解作用があることから, その前駆体であるプラスミノゲンの測定により, 生体内での凝固・線溶状態, 特に線溶活性を知ることができる.

2．測定方法

①発色性合成基質を用いる活性測定法と免疫学的に抗原量を測定する方法がある．

②発色性合成基質法：被検血漿に過剰量のストレプトキナーゼを加えて，プラスミノゲン-ストレプトキナーゼ複合体を形成させる．プラスミン様活性をもつこの複合体は発色性合成基質を分解するため，遊離する色素を比色定量することでプラスミノゲン量を測定する．

③免疫学的測定法：一元放射免疫拡散法（SRID），ロケット免疫電気泳動法（ローレル法），ラテックス粒子を用いた免疫学的方法がある（**表7-4**，**図7-2**）．ラテックス凝集法は目視判定（半定量検査．2＋，1＋，0），ラテックス凝集比濁法は比色計で判定（定量検査）する．

新規経口抗凝固薬（NOAC），直接経口抗凝固薬（DOAC）

ワルファリンは血栓塞栓治療および予防薬として古くから使われており，現在でも心房細動に伴う脳塞栓症予防をはじめ，深部静脈血栓症による肺塞栓予防などに広く使用されている．ワルファリンの効果はビタミンK阻害によるものであり，生合成にビタミンKが関与する血液凝固因子（第II，VII，IX，X因子）を抑制することで抗凝固作用を示す．また，有効薬理作用を示す血中濃度幅が狭く，食事やほかの薬剤との相互作用や薬物代謝の個人差の影響が大きいことなどの理由により，服薬用量設定のためにPT-INRによる抗凝固作用評価（モニタリング）が実施されている．

2011年より，トロンビン阻害薬のダビガトラン，第Xa因子阻害薬のリバーロキサバン，アピキサバン，エドキサバンという4つの経口抗凝固薬が利用可能となった．これらの薬剤は血中濃度幅が広く，血中半減期が約半日と短いため，固定容量の投与でモニタリングは不要とされている．

これらは，当初は新規経口抗凝固薬（novel oral anticoagulants；NOAC）とよばれたが，現在では国際血栓止血学会より直接経口抗凝固薬（direct oral anticoagulation；DOAC）という新名称への変更が提唱されている．

ワルファリンの代謝は肝臓で行われ，代謝物はほとんど薬理活性をもたないため，腎障害による影響は少ないとされる．一方で，DOACは腎排泄率が高く，重症腎機能障害の患者への投与は禁忌とされている．DOACが登場した当初は，頻回の血液検査は必要ないとされたが，現在は服用後の経過時間を考慮して，PTあるいはAPTTを評価することによるDOACのリスク管理が実施されている．

表7-4　ラテックス凝集法（FDP，D-ダイマー，PS，PICなど）

必要な器具・試薬	測定用のクエン酸血漿（被検血漿） 健常人血漿（コントロール血漿） 各種測定用抗体が感作されたラテックス粒子 希釈用緩衝液

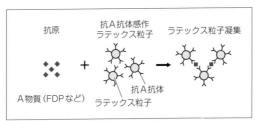

図7-2　ラテックス凝集法の原理

3．結果の解釈

①基準範囲：
- 発色性合成基質法：70〜150％.
- ラテックス凝集比濁法：9.8〜14.6mg/dL.

②抗原量はプラスミン活性と関係なく測定される．そのため，発色性合成基質法で異常がみられた際に免疫学的測定法で抗原量を測定することは，プラスミノゲン異常症の診断に役立つ.

③ 分子マーカー

 フィブリノゲン/フィブリン分解産物（FDP）

1．概要

①線溶亢進によって生じたプラスミンは，フィブリノゲンやフィブリンを分解する．これらの分解産物をフィブリノゲン/フィブリン分解産物（FDP）と総称して線溶亢進の指標としている.

②フィブリノゲンの分解を一次線溶，フィブリンの分解を二次線溶という.

③フィブリノゲンがプラスミンで分解されるとX，Y，D，Eなどの分画ができる．FDP測定法はそれら総FDPを測定する.

④一方，凝固亢進によって生じたフィブリンポリマーは，活性化第XIII因子によって架橋結合されているため，高分子の分解産物を経て，最終的にはD-ダイマーとE分画になる．

2．測定方法

①ポリクローナル抗体を用いた総FDPを測定する方法と，モノクローナル抗体を用いたD-ダイマーを測定する方法がある．

②ポリクローナル抗体を使用する場合には，検体中のフィブリノゲンとも交差反応を示すので，フィブリンを除去した血清を検体として用いる．

③近年，モノクローナル抗体を用いた総FDPの測定法が開発され，血漿を検体とすることも可能となり，広く普及している．
ラテックス凝集反応を目視で半定量する方法（ラテックス凝集法）と光学的にラテックス凝集を定量する凝集比濁法がある．

④ラテックス凝集法：静脈血に抗プラスミン剤やアプロチニン製剤などを加え，採血後のプラスミン活性化を抑えて血清を分離する．
希釈液で血清を希釈し，感作ラテックス粒子浮遊液を加えてよく混ぜ，2分後に凝集の有無を観察する（**図7-2**）．

3．結果の解釈

ラテックス凝集法の基準範囲：総FDP 5～10μg/mL以下．

🔘 D-ダイマー

①総FDPの上昇は線溶亢進を反映するが，一次線溶と二次線溶の区別はできないので，D-ダイマーを検出することで，二次線溶の亢進を判定する．

②D-ダイマーを認識するモノクローナル抗体を用いたラテックス凝集法，ラテックス凝集比濁法，ELISA法などで測定する．

③フィブリノゲンにはD-ダイマーが含まれないため，血漿を検体として用いることができる．

④ラテックス凝集法の基準範囲：1.0μg/mL以下．

🔘 可溶性フィブリンモノマー複合体（SFMC）

①フィブリンは，血液凝固系の活性化により生成されたトロンビンによりフィブリノゲンN末端からフィブリノペプチドA（FPA）を放出する．次いでフィブリノペプチドB（FPB）を放出し，フィブ

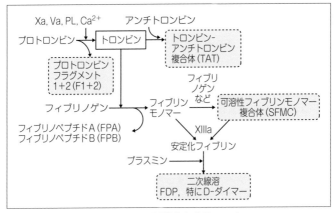

図7-3 凝固の活性化と分子マーカー

リンモノマーとなる（**図7-3**）.

② このフィブリンモノマーはフィブリノゲン，フィブロネクチンや FDPと複合体を形成し，可溶性フィブリンモノマー複合体（SFMC）になり，血漿中に存在する.

③ フィブリンモノマーは第XIIIa因子の作用で強固な架橋化フィブリンポリマー（安定化フィブリン）となり，フィブリン血栓が形成される.

凝固検査と残存血小板

2016年に日本検査血液学会凝固検査標準化ワーキンググループは，残存血小板による凝固検査〔プロトロンビン時間，活性化部分トロンボプラスチン時間，フィブリノゲン，ループスアンチコアグラント，希釈ラッセルヘビ毒時間，凝固因子インヒビター定性（クロスミキシング試験），トロンボテスト，ヘパプラスチンテスト〕の偽陰性・偽陽性の発生を防ぐために，残存血小板数が 10×10^9/L未満（1×10^4/μL未満）となる遠心条件を推奨した. その条件は，以下のとおりである.

・クエン酸ナトリウム濃度は0.105〜0.109 M（3.13〜3.2%）とし，血液との比率は1：9とする.

・遠心は1,500×gで最低15分間（または2,000×g，最低10分間），18〜25℃で行う.

トロンビン-アンチトロンビン複合体（TAT）

①トロンビンが生成されると速やかにアンチトロンビン（AT）が結合し，トロンビン-アンチトロンビン複合体（TAT）を形成し，トロンビンを不活化する．

②TATは生体内での凝固活性化，トロンビン生成を反映する凝固系分子マーカーである．

プラスミン-プラスミンインヒビター複合体（PIC）

①線溶亢進が生じるとプラスミノゲンはプラスミンになり，フィブリンやフィブリノゲンなどを分解する．プラスミンが生理的阻害因子のα_2プラスミンインヒビター（α_2PI）と1：1結合した複合体がプラスミン-プラスミンインヒビター複合体（PIC）で，即時的に結合して失活する（**図4-2**参照）．

②プラスミンの半減期はきわめて短い（0.1秒）ため測定することはできないが，半減期の比較的長いPICを測定することにより線溶活性化の程度を評価することができる．

C 凝固・線溶阻止物質の検査

学習の目標

☐ アンチトロンビン(AT)
☐ プロテインC(PC)
☐ プロテインS(PS)
☐ プラスミンインヒビター(PI)
☐ プラスミノゲンアクチベータインヒビター(PAI)

☐ クロスミキシング試験(交差混合試験)
☐ 凝固因子のインヒビター
☐ ループスアンチコアグラント

アンチトロンビン (AT)(表7-5)

1. 概要

①血液凝固制御蛋白のアンチトロンビン(AT)は,生理的に最も重要な凝固制御蛋白の一つで,トロンビン,活性化第X因子(第Xa因子)活性を阻害する生理的凝固阻害因子である.

②単独ではゆっくりとした阻害反応を示すが,ヘパリンの存在下では抗AT作用は約1,000倍に加速する.

2. 測定方法

①発色性合成基質を用いた抗トロンビン,抗Xa活性の測定と,免疫学的測定によるAT抗原量の測定がある.

②発色性合成基質法(抗トロンビン,抗Xa活性の測定):被検血漿にヘパリンを加えて,AT-ヘパリン複合体を形成させた後,一定量の過剰量のトロンビンまたは第Xa因子を加える.

AT-ヘパリン複合体によって不活化されて残存したトロンビン,または第Xa因子の発色性合成基質の分解能を比色することによって,被検血漿中のAT活性を求める.

③免疫学的測定法:抗AT抗体を用いたSRID法,ラテックス凝集法やELISA法などでAT抗原量を測定する.

表7-5 凝固・線溶制御物質

作用系		物質名	作用効果
凝固系因子	促進因子	トロンボモジュリン	トロンビンとの複合体がPCを活性化（APC）する
	制御因子	アンチトロンビン（AT）	トロンビン，活性化第X因子活性を阻害して凝固を抑制する
	制御因子	プロテインC（PC）	活性化PCがプロテインSの補助因子によって活性化第V因子と活性化第VIII因子を選択的に不活化して凝固を抑制する
	制御因子	プロテインS（PS）	
線溶系因子	促進因子	プラスミノゲンアクチベータ（PA）	プラスミノゲンがプラスミノゲンアクチベータによって活性化されてプラスミンになる
	前駆体	プラスミノゲン	
	作用因子	プラスミン	フィブリノゲン，フィブリン，第VIII因子，第V因子を分解．フィブリノゲン分解でFDPを産生する．フィブリン分解でFDPとD-ダイマーを産生する
	抑制因子	α_2プラスミンインヒビター（α_2PI）	組織型プラスミノゲンアクチベータ（t-PA），ウロキナーゼ型プラスミノゲンアクチベータ（u-PA）を阻害し，線溶系を抑制する
	抑制因子	プラスミノゲンアクチベータインヒビター1（PAI-1）	
その他	自己抗体	各凝固因子のインヒビター	各凝固因子に対する抗体で，抗体が凝固因子活性を抑制する
	自己抗体	ループスアンチコアグラント	リン脂質依存性の凝固因子に対する抗体で，抗体が凝固因子活性を抑制する．動・静脈血栓症，妊娠合併症などを発症させる．
	自己抗体	抗リン脂質抗体	

3．結果の解釈

①基準範囲：発色性合成基質法は80～130％，抗原量（SRID法）は25～32 mg/dL．

②ATは肝臓で産生され，肝機能障害ではその産生量が減少し血中濃度が低下する．DICでは消費されて減少する．

③ヘパリンとATは複合体を形成し，その抗トロンビン作用は抗Xa作用を増強することで抗凝固作用を示す．ATが低値を示すときはヘパリンの補充を必要とする．

プロテインC（PC）（表7-5）

1．概要

①血液凝固制御蛋白のプロテインC（PC）は，肝臓で生合成されるビタミンK依存性因子である．

②PCはトロンビンと血管内皮細胞の膜表面に発現するトロンボモジュリンとの複合体によって活性化PC（APC）となり，プロテインSを補助因子として活性化第Ⅴ因子（第Ⅴa因子）と活性化第Ⅷ因子（第Ⅷa因子）を選択的に不活化して凝固を抑制する．

2．測定方法

①凝固時間または発色性合成基質を用いたPC活性測定法と，特異的抗体を用いてPC抗原量を測定する免疫学的測定法がある．いずれも正常血漿で作成した検量線によりPC濃度を求める．

②PC活性測定法：

・凝固時間法：ヘビ毒が強いPC活性化作用をもつことを利用して，被検血漿と混和してAPTTの延長の程度を測定する．

・発色性合成基質法：被検血漿中のPCをヘビ毒由来のPC活性化物質で活性化し，APCの発色性合成基質の分解能で測定する．

③免疫学的測定法：抗PC抗体を用いたELISA法やラテックス凝集比濁法がある．

3．結果の解釈

基準範囲：発色性合成基質法で70〜130％．

 プロテインS（PS）（表7-5）

1．概要

①血液凝固制御蛋白のプロテインS（PS）は，肝臓と巨核球で生合成されるビタミンK依存性因子である．

②APCの補助因子として第Ⅴa因子と第Ⅷa因子を選択的に不活化して凝固を抑制する．

③血漿中ではPSの60％は補体系制御因子のC4b結合蛋白質と結合して複合体を形成し，残りの40％が遊離型として平衡状態にある．

2．測定方法

PSの補助因子活性を凝固時間法で測定する方法と，抗原量を免疫学的に測定する方法がある．

3．結果の解釈

基準範囲：発色性合成基質法で 70～160％.

 # プラスミンインヒビター（アンチプラスミン）
（表7-5）

1．概要

①プラスミンなどの線溶系が過剰に亢進すると，血管壁が修復する前に血栓を溶かしてしまい出血傾向をきたす.

②これを防ぐために α_2 プラスミンインヒビター（α_2PI）やプラスミノゲンアクチベータインヒビター（PAI）などの線溶阻害因子が働いて線溶系を抑制している.

③プラスミンインヒビター（PI）は，肝臓で合成される重要な線溶抑制因子である.

④PIはプラスミンが生成されると，瞬時にプラスミン-プラスミンインヒビター複合体（PIC）を形成し，プラスミン活性を抑制する.

2．測定方法

①プラスミン阻害活性を発色性合成基質によって測定する方法と，その抗原量（蛋白量）を測定する免疫学的測定法がある.

②発色性合成基質法：被検血漿に一定過剰量のプラスミンを加えてプラスミン-プラスミンインヒビター複合体を形成する.
　残存したプラスミンが発色性合成基質を分解し，遊離した色素を比色定量することで被検血漿中のPIを求める.

③免疫学的測定法：抗PI抗体を用いたELISA法やラテックス凝集法がある.

3．結果の解釈

基準範囲：発色性合成基質法では 70～120％.

5 プラスミノゲンアクチベータインヒビター（PAI）
（表7-5）

1．概要
①線溶系抑制因子のPAI-1は，血管内皮細胞で産生されるセリンプロテアーゼインヒビターの一つで，プラスミノゲンアクチベータ（PA）の抑制因子である．
②臨床的に問題となる組織型PA（t-PA）あるいはウロキナーゼ型PA（u-PA）の抑制についてはPAI-1が最も重要で，血漿中のt-PAと複合体をつくり線溶系作用を失わせる．

2．測定方法
①PAI-1測定には，活性測定法と抗原量（蛋白量）を測定する免疫学的測定法がある．
②活性測定法：一定過剰のt-PAを被検血漿に添加し反応後，残存t-PA活性を測定する方法に加え，t-PA/PAI-1複合体測定法がキット化されている．
③免疫学的測定法：抗PAI-1抗体感作ラテックス凝集法がある．

3．結果の解釈
基準範囲：ラテックス凝集法で50 ng/mL以下．

6 クロスミキシング試験（交差混合試験）

1．概要
①クロスミキシング試験はPTまたはAPTTが延長した時，その原因が凝固因子の欠乏・低下によるものか，あるいは何らかの凝固因子を阻害する物質（インヒビター）によるものかをスクリーニングする検査で，グラフ化した際のパターンで判別する．
②臨床では，PT延長よりAPTT延長時に行うことが多い．

2．測定方法（APTT延長の場合）
①被検血漿と正常血漿を数種類の比率で混合し，各混合血漿を用いてAPTTを測定する．
②横軸に混合比，縦軸に凝固時間をプロットし曲線を描き，そのパターンで判断する．

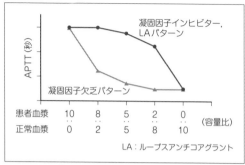

図7-4　クロスミキシング試験

3．結果の解釈

①下に凸のパターンは凝固因子活性の欠乏・低下が疑われ，凝固因子の定量を行う．上に凸のパターンは何らかのインヒビターの存在を疑う（**図7-4**）．

②臨床的に頻度が高いのは，血友病A患者にみられる抗第Ⅷ因子抗体とループスアンチコアグラント（LA）である．

 凝固因子インヒビター

1．概要

①クロスミキシング試験で異常が検出され，何らかのインヒビター（抗体）の存在が疑われた場合，欠乏凝固因子活性を測定し，その凝固因子インヒビターの力価を測定する．

②インヒビター産生は血友病Aの場合が最も多く，補充療法の経過中に第Ⅷ因子製剤が刺激となって，第Ⅷ因子に対する自己抗体（第Ⅷ因子インヒビター）が産生される．その抗体価検査にはベセスダ（Bethesda）法が最もよく用いられる．

2．測定方法

①被検血漿と正常血漿を等量混合（A）し，37℃で2時間加温する．対照として緩衝液と正常血漿の組み合わせ（B）も同様に反応させる．

②AとBのAPTTを測定し，Bの検量線からAの第Ⅷ因子活性を求める．

③第Ⅷ因子活性を50％失活させるインヒビターを1ベセスダ単位

という．ベセスダ単位が大きいほど大量のインヒビターが存在する．

3．結果の解釈

健常人からは検出されない．

 ループスアンチコアグラント (LA)（表7-5）

1．概要

①ループスアンチコアグラントは，単一の凝固因子活性を低下させることなく，リン脂質依存性の凝固時間（APTT）を延長させる．

②その本態は抗β_2-glycoproteinⅠ（β_2GPI）抗体とホスファチジルセリン依存性抗プロトロンビン抗体と考えられている．

③血栓症，習慣性流産，血小板減少などを呈する抗リン脂質抗体症候群の診断に用いられる．

2．測定方法

①APTT，第Ⅹ因子を直接活性化させる希釈ラッセルヘビ毒時間，カオリン凝固時間などでスクリーニングをする．

②確認試験として，リン脂質添加試験やクロスミキシング試験を行う．

 抗リン脂質抗体（表7-5）

1．概要

①抗リン脂質抗体とは，リン脂質あるいはリン脂質に結合した蛋白質に対する自己抗体の総称である．

②抗リン脂質抗体には，抗カルジオリピン抗体，抗β_2GPI抗体，ループスアンチコアグラントなどがある．これらの抗体を保有し，臨床的に動・静脈血栓症，妊娠合併症などを認める場合には，診断基準に従って，抗リン脂質抗体症候群と診断される．

2．測定方法

抗リン脂質抗体を対象にした，種々の抗体を使った固相酵素免疫測定（ELISA）法が開発されている．

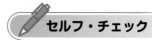

セルフ・チェック

A 次の文章で正しいものに○,誤っているものに×をつけよ.

	○	×
1. 出血時間の測定方法にはDuke法とIvy法があるが,Ivy法が一般的である.	□	□
2. 毛細血管抵抗試験は血小板の数,機能,毛細血管因子が関与する.	□	□
3. 血小板粘着能はビーズカラムに血液を通過させ血小板の停滞率を測定する.	□	□
4. 血小板無力症では,コラーゲン,ADP,リストセチンによる凝集がみられない.	□	□
5. PT試薬は加温しても失活しない.	□	□
6. PT試薬には組織トロンボプラスチンが使われている.	□	□
7. APTT試薬にはカルシウムが入っている.	□	□
8. APTT値は国際標準比(INR)値で表される.	□	□
9. フィブリノゲン定量はトロンビン時間で測定される.	□	□
10. VWFは血漿中で第Ⅷ因子と結合して複合体を形成し第Ⅷ因子の担体として働いている.	□	□
11. ワルファリン服用時はプロトロンビン時間(PT)正常,活性化部分トロンボプラスチン時間(APTT)延長である.	□	□
12. 可溶性フィブリンモノマー複合体の検出は線溶亢進を意味する.	□	□
13. FDP測定は二次血栓の証明に使われる.	□	□
14. D-ダイマーはモノクローナル抗体を使用したラテックス凝集法で測定されることが多い.	□	□

A 1-×(Duke法が一般的),2-○,3-○,4-×(リストセチン凝集は正常),5-○,6-○,7-×(入っていない.PT試薬に入っている),8-×(INR値で表示するのはPT値),9-○,10-○,11-×(ワルファリンは第Ⅱ,Ⅶ,Ⅸ,Ⅹ因子活性を阻害する.共通系の凝固因子(第Ⅱ,Ⅹ因子)を阻害するので両方とも延長),12-×(凝固亢進),13-×(FDPは一次線溶と二次線溶産物の総称であるため,二次血栓のフィブリン線溶の証明にはD-ダイマーを検出する),14-○

15. アンチトロンビン（AT）測定は，AT-ヘパリン複合体によって不活化されて残存したトロンビン量を測定する． ☐ ☐

16. プロテインC測定には抗PC抗体を用いたELISA法やラテックス凝集比濁法がある． ☐ ☐

17. 血漿中の残存血小板はクロスミキシング試験に影響を及ぼす． ☐ ☐

18. 血友病A患者には抗第Ⅷ因子抗体（第Ⅷ因子インヒビター）の検出が多い． ☐ ☐

19. ループスアンチコアグラントの検出には希釈ラッセルヘビ毒時間が用いられる． ☐ ☐

20. 抗リン脂質抗体症候群はPTが延長することが多い． ☐ ☐

21. トロンビンはアンチトロンビンと結合して複合体を形成し不活化される． ☐ ☐

22. トロンビン-アンチトロンビン複合体（TAT）は播種性血管内凝固（DIC）のときに高値になる． ☐ ☐

23. プラスミン-プラスミンインヒビター複合体（PIC）の検出は線溶亢進を意味する． ☐ ☐

A 15-○，16-○，17-○，18-○，19-○，20-×（APTT延長），21-○，22-○（TATは凝固活性化を示すマーカー），23-○

B

1．凝固検査について誤っているのはどれか．
- □ ① 活性化部分トロンボプラスチン時間測定用の試薬にはリン脂質が含まれる．
- □ ② プロトロンビン時間測定用の試薬には組織トロンボプラスチンが含まれる．
- □ ③ 発色性合成基質法によるアンチトロンビン測定法は反応後の残存トロンビン活性を測定する．
- □ ④ FDP測定法には合成基質法が用いられる．
- □ ⑤ クロスミキシング試験には活性化部分トロンボプラスチン時間が用いられることが多い．

2．プロトロンビン時間（PT）の国際標準比（INR）について正しいのはどれか．
- □ ① 測定にはヒト正常血漿を必要としない．
- □ ② 経口抗凝固薬（ワルファリン）の投与で低値になる．
- □ ③ プロトロンビン時間を国際感度指数（ISI）で除して算出する．
- □ ④ 基準範囲は80～100％である．
- □ ⑤ 播種性血管内凝固（DIC）では高値になる．

3．ビタミンK依存性に活性を発揮するのはどれか．
- □ ① フィブリノゲン
- □ ② 第Ⅷ因子
- □ ③ 第Ⅺ因子
- □ ④ アンチトロンビン
- □ ⑤ プロテインC

B　1-④（免疫学的測定法），2-⑤（①正常血漿で基準値を求める，②高値になる，③乗じる，④0.9～1.1），3-⑤（プロテインSもビタミンK依存性因子）

4. 播種性血管内凝固（DIC）で**高値を示さない**のはどれか.
   - ☐ ① トロンビン-アンチトロンビン複合体
   - ☐ ② 可溶性フィブリンモノマー複合体
   - ☐ ③ D-ダイマー
   - ☐ ④ プラスミン-プラスミンインヒビター複合体
   - ☐ ⑤ 血小板数

5. 検査項目と器具の組み合わせで正しいのはどれか. **2つ選べ.**
   - ☐ ① 出血時間 ——————— ランセット
   - ☐ ② 血小板粘着能 ————— 比色計
   - ☐ ③ PT，APTT試験 ——— 内径10mm小試験管
   - ☐ ④ アンチトロンビン測定 —— ビーズカラム
   - ☐ ⑤ 毛細血管抵抗試験 ———— 血圧計

6. 凝固活性化を示すマーカーはどれか. **2つ選べ.**
   - ☐ ① トロンビン-アンチトロンビン複合体（TAT）
   - ☐ ② プラスミン-プラスミンインヒビター複合体（PIC）
   - ☐ ③ プロテインC
   - ☐ ④ 可溶性フィブリンモノマー複合体（SFMC）
   - ☐ ⑤ βトロンボグロブリン（β-TG）

7. 線溶亢進を示すマーカーはどれか. **2つ選べ.**
   - ☐ ① 可溶性フィブリンモノマー複合体（SFMC）
   - ☐ ② フィブリノペプチドA（FPA）
   - ☐ ③ フィブリノゲン/フィブリン分解産物（FDP）
   - ☐ ④ トロンビン-アンチトロンビン複合体（TAT）
   - ☐ ⑤ プラスミン-プラスミンインヒビター複合体（PIC）

B 4-⑤（DICが起こると凝固・線溶系が活性化する. 凝固を抑制するために TATが産生，凝固が起きるので可溶性フィブリンモノマーが産生，線溶系を抑制するためにPICが産生，血栓を溶解するためにD-ダイマーが産生），5-①と⑤（②ビーズカラム，③内径8mm小試験管，④比色計），6-①と④（②は線溶亢進，③は凝固抑制，⑤は血小板活性化マーカー），7-③と⑤（①，②，④は凝固亢進マーカー）

8 赤血球系疾患の検査結果の評価

A 貧血

 定義と分類法

1．定義

①貧血とは末梢血中のヘモグロビン濃度が基準範囲以下に低下した状態であり，一般的に末梢血のヘモグロビン濃度(Hb)，ヘマトクリット値(Ht)，赤血球数(RBC)を用いて判断する．

②一般的に貧血の基準範囲は，Hbが成人男性で13g/dL未満，成人女性で12g/dL未満，高齢者や妊婦で11g/dL未満とされている．

③臨床症状には，組織の酸素欠乏に基づく症状と，それを補うための生体の代償作用に基づく症状がある．

2．分類

①貧血の分類としては，成因による分類と赤血球指数にもとづく分類が一般的である(**表8-1～3**，**表6-1**参照)．

②実際の臨床では，末梢血液検査結果による赤血球指数を利用した分類が診断を進めるうえでも有用であり，広く用いられている．(赤血球指数については5章の「A-6 赤血球指数(MCV，MCH，MCHC)」を参照.)

表8-1　貧血に共通する症状

原因	部位	症状
組織の酸素欠乏	脳	頭痛，めまい，失神発作，耳鳴り
	心筋	狭心症
	骨格筋	易疲労感，倦怠感，脱力感
血液量の減少	末梢血管収縮	顔色不良，眼瞼結膜蒼白
酸素欠乏の代償	呼吸数の増加	息切れ
	心拍出量・心拍数増加	動悸，頻脈，心拡大，収縮期心雑音

表8-2　成因からみた貧血の分類

病態	原因	疾患名
赤血球の産生低下	造血幹細胞自体の減少	再生不良性貧血
	他の細胞による占拠	造血器腫瘍，悪性腫瘍の骨髄転移
赤血球の成熟障害	鉄欠乏	鉄欠乏性貧血
	ビタミンB_{12}・葉酸欠乏	巨赤芽球性貧血，悪性貧血，胃切除後貧血
赤血球の破壊・喪失の亢進	血管傷害による大量出血	出血性貧血
	赤血球の破壊亢進	溶血性貧血

男性の貧血に潜む重要な疾患

女性の貧血の代表は，月経や婦人科系の病気（子宮筋腫，子宮内膜症など）から生じる鉄欠乏性貧血だが，男性の場合には鉄欠乏性貧血患者は少なく，貧血がより重い病気のサインになっている．男性が貧血になる場合は，胃・十二指腸潰瘍，胃がん，大腸ポリープ，大腸がんなどで体内に出血が起こるため，正球性正色素性貧血や鉄欠乏性貧血を引き起こす．このため，貧血症状から重い病気の発見につながる場合が多いので，男性の貧血は要注意である．

表8-3 赤血球系疾患

	疾患	疾患に特異的な症状	血清
小球性低色素性貧血	鉄欠乏性貧血	スプーン爪, 舌痛, 異食症	血清フェリチン↓, 血清鉄↓, UIBC↑, TIBC↑
	鉄芽球性貧血	貧血症状が中心であるが, 鉄過剰症 (肝・脾腫や色素沈着など) を伴うことがある	血清鉄↑, 血清フェリチン↑
	サラセミア	全身性に鉄過剰症を伴う所見 (黄疸, 脾腫, 色素沈着, 各種臓器障害)	血清鉄↑, UIBC↓, 間接ビリルビン↑, ハプトグロビン↓, LD↑
正球性正色素性貧血	再生不良性貧血	赤血球↓で貧血 好中球↓で易感染症および発熱 血小板↓で出血	血清鉄↑, UIBC↓, TIBC↓, 血清・尿中エリスロポエチン↑
	二次性貧血		基礎疾患からの貧血 (慢性疾
大球性正色素性貧血	悪性貧血	Hunter舌炎, 萎縮性胃炎, 末梢神経障害などの神経症状	ビタミンB_{12}↓, 胃酸と内因子↓, 抗内因子抗体 (+), 抗胃壁細胞抗体 (+), 間接ビリルビン↑, LD↑, シリングテスト陽性

UIBC:不飽和鉄結合能, TIBC:総鉄結合能, MCV:平均赤血球容積, MCHC:平均赤血球ヘモグロビン濃度, M/E比:骨髄球系細胞/赤芽球系細胞比.

検査結果の異常		治療
末梢血標本	骨髄標本	
小球性で低色素性の赤血球（MCV↓，MCHC↓） 赤血球の大小不同と奇形赤血球（＋）	赤芽球の細胞質が乏しい，赤血球系過形成，M/E比↓	鉄剤を経口または注射薬として補充，出血源の検索と治療
正常な赤血球（正色素性）と小球性低色素性の赤血球が混在（二相性）， 白血球数↓，血小板数↓	赤血球系過形成，鉄染色で環状鉄芽球が15％以上存在	根本的な治療はない，骨髄移植や対症療法
標的赤血球↑，赤血球浸透圧抵抗性↑， β-サラセミアでHbF↑， α-サラセミアでHbH↑， ハインツ小体（＋）		赤血球輸血およびキレート療法，脾臓摘出，骨髄移植
網赤血球↓，赤血球↓，好中球↓と相対的リンパ球↑，血小板↓	骨髄有核数↓↓，巨核数↓，脂肪球↑	薬剤起因性の場合は薬剤の除去，特発性の場合は蛋白同化ステロイド，免疫抑制薬，骨髄移植
患に伴う貧血，腎性貧血，出血性貧血）		貧血自体の治療よりも，基礎疾患の診断や治療が重要となる
大型赤血球（MCV120fL以上）， 赤血球の大小不同と奇形赤血球（＋）， プライス・ジョーンズ曲線右方移動， 過分葉核好中球（＋）， 血小板↓と白血球↓（無効造血），網赤血球↓	核と細胞質の成熟解離（＋）， 巨赤芽球（＋），巨大後骨髄球（＋）， 赤芽球過形成，M/E比↓	ビタミンB_{12}筋肉注射

B 小球性貧血

> **学習の目標**
> ☐ 鉄欠乏性貧血　　　　　　　☐ 鉄芽球性貧血
> ☐ 慢性炎症性疾患による貧血　☐ サラセミア

鉄欠乏性貧血

1. 概念

①鉄欠乏性貧血は鉄の欠乏による貧血で，その原因には摂食量の低下，需要の増大，出血，血管内溶血があげられる．

②鉄欠乏時には，貯蔵鉄（フェリチン，ヘモジデリン）→血清鉄→ヘモグロビン鉄→組織・酵素鉄の順に減少する．

③貧血に伴う症状が出現するが，慢性に進行する場合は自覚症状を欠くこともある．

2. 診断・治療

検査結果，治療などを**表8-3**に示す．

慢性炎症性疾患による貧血

①慢性感染症，膠原病，悪性腫瘍などの慢性疾患に伴う貧血でも血清鉄は低下し，小球性貧血になる．

②その原因は鉄の欠乏ではなく，鉄の吸収・利用障害であり，血清鉄とともに総鉄結合能（TIBC）も低下するが，貯蔵鉄が増加するので鉄欠乏と鑑別できる．

鉄芽球性貧血

1. 概念

①鉄芽球性貧血は骨髄標本の鉄染色で，核周囲に鉄顆粒が点在している異常な赤芽球（環状鉄芽球）の増加がみられる一群の貧血である．

②ヘム合成酵素の異常による先天性（遺伝性）と後天性に大別される．

③後天性で原因不明の場合は鉄芽球性不応性貧血（RARS）とよばれ，骨髄異形成症候群（MDS）の一病型である．

2. 診断・治療

検査結果，治療などを**表8-3**に示す．

サラセミア

1. 概念

①サラセミアはグロビン構成経路に先天的な欠陥があるため，ポリペプチド鎖の産生量が不均衡となり正常なヘモグロビンが十分に合成されず，貧血になったものである．

②α鎖が欠乏する病型をα-サラセミア，β鎖が欠乏する病型をβ-サラセミアという．

③ホモ接合体は重症貧血になるが，ヘテロ接合体は軽症にとどまる．

2. 診断・治療

検査結果，治療などを**表8-3**に示す．

C　正球性貧血

学習の目標
- □ 再生不良性貧血
- □ 赤芽球癆
- □ 二次性貧血
- □ 自己免疫性溶血性貧血（AIHA）
- □ 寒冷凝集素症
- □ 発作性夜間ヘモグロビン尿症（PNH）
- □ 細血管障害性溶血性貧血

再生不良性貧血

1. 概念

①再生不良性貧血は造血幹細胞の障害の結果，造血幹細胞の絶対数が著減して骨髄低形成となり，末梢血にて貧血を主として白血球（特に好中球），血小板のいずれも減少する（汎血球減少），重度の血球減少をきたす疾患である．

②先天性のFanconi（ファンコニ）貧血，原因不明や薬剤起因性の後天性，特殊型として肝炎後に発症する例や発作性夜間ヘモグロビン尿症（PNH）などがある．

2．診断・治療

検査結果，治療などを**表8-3**に示す．

2　赤芽球癆

1．概念

①赤芽球癆は赤芽球やその前駆細胞が障害されることで，赤血球系のみが低形成になる正球性正色素性貧血であり，先天性と後天性，慢性と急性などに分類される．

②先天性はDiamond-Blackfan（ダイアモンド・ブラックファン）症候群，後天性はパルボウイルスB19感染や薬剤による赤血球系前駆細胞の障害による．

2．診断

末梢血での網赤血球の減少や骨髄での赤芽球減少をきたすが，白血球，血小板系には異常は認められない．

3　二次性貧血

①二次性貧血は血液疾患以外の基礎疾患のために二次的に貧血をきたしたものである．

②慢性感染症，膠原病，炎症性腸炎，悪性腫瘍などによるものを慢

パルボウイルスB19による後天性赤芽球癆

パルボウイルスB19は，伝染性紅斑（リンゴほっぺ病）の原因ウイルスとして1983年に初めて明らかにされて以来，慢性骨髄不全や胎児死（流）産まで幅広い疾患の原因となっている．

パルボウイルスB19は，パルボウイルス科パルボウイルス亜科エリスロウイルス属に属する一本鎖DNAウイルスで，ヒトのみに感染する．パルボウイルスB19は赤血球系前駆細胞に感染し，アポトーシス誘導により細胞を破壊し，後天性赤芽球癆の原因になっている．成人では，症状が多彩なことから，他の疾患との鑑別診断がむずかしい．

性疾患に伴う貧血（ACD），腎疾患に伴うものを腎性貧血という．

③貧血自体の治療よりも，基礎疾患の診断や治療が重要となる．

 自己免疫性溶血性貧血（autoimmune he-molytic anemia；AIHA）

1．概念

①自己免疫性溶血性貧血（AIHA）は赤血球以外に原因がある溶血性貧血の代表的疾患であり，後天的な要因によって赤血球膜に対する自己抗体が出現することで，免疫学的機序により赤血球が破壊・溶血して貧血となる．

②AIHAは，温式AIHA，寒冷凝集素症，発作性寒冷ヘモグロビン尿症に細分類される．そのうち，温式AIHAの頻度が最も高く，全体の80～90％である．

③自己抗体の検出には直接クームス試験が重要である．

④その他の免疫学的機序（同種免疫性溶血性貧血）による溶血性貧血としては，新生児溶血性貧血，不適合輸血，薬剤に起因するものがある．

2．診断

間接ビリルビン優位の黄疸や脾腫がある．LD高値，ハプトグロビン低下，網赤血球増加を示す．

 寒冷凝集素症

1．概念

①寒冷凝集素症は冷式抗体による自己免疫性溶血性貧血に属する疾患であり，寒冷凝集素はIgM型である．

②冷式抗体は，末梢循環中，手足末端や耳介，鼻尖などの低温部位で赤血球に結合し体循環に戻り，37℃近くになると赤血球から離れる．

2．診断

寒冷凝集素症はウイルス感染症やマイコプラズマ感染症でみられ，寒冷凝集素価が上昇する．

6 発作性夜間ヘモグロビン尿症（paroxysmal nocturnal hemoglobinuria；PNH）

1．概念

①発作性夜間ヘモグロビン尿症（PNH）は血球膜表面のGPIアンカー蛋白である補体制御因子〔CD59（MIRL；membrane inhibitor of reactive lysis），CD55（DAF；decay-accelerating factor）〕欠損により，自己の補体感受性が亢進し，血管内溶血が生じる後天性溶血性疾患である．

②夜間睡眠中に溶血が起こり，早朝起床時に黒褐色のヘモグロビン尿が認められることが病名の由来である．

③PNHは後天性溶血性貧血だが，この異常は赤血球だけでなく，顆粒球やリンパ球など他の血球系にも及んでいるので汎血球減少症となる．

2．診断

①砂糖水試験，Ham（ハム）試験が陽性になる．赤血球アセチルコリンエステラーゼ活性の低下，好中球アルカリホスファターゼ活性（NAPスコア）が低下する．

②尿沈渣でヘモジデリン陽性が特徴的である．

7 細血管障害性溶血性貧血

1．概念

①細血管障害性溶血性貧血では，さまざまな原因疾患を背景に細小血管にフィブリンを主体とする微小血栓が形成される．流れてきた赤血球がこの微小血栓に当たり破壊されるため，赤血球の破砕が起こる病態である．

②血栓性血小板減少性紫斑病（TTP），溶血性尿毒症症候群（HUS），敗血症などによる播種性血管内凝固（DIC），がんの骨髄転移などの重篤な病状の時に出現する．

2．診断

末梢血標本で破砕赤血球（断片化赤血球）が観察される．

D　大球性貧血

①大球性貧血の原因としてビタミンB_{12}欠乏と葉酸欠乏が代表的で
　あるが，両者が低値を示さない場合には，骨髄異形成症候群が考
　えられる．
②ビタミンB_{12}と葉酸が欠乏すると，赤芽球の増殖・成熟過程で
　DNA合成に障害をきたして核の成熟が遅れ，骨髄中に巨赤芽球
　という特異な若い赤血球系細胞が増加するため巨赤芽球性貧血と
　もいわれる．

 ## ビタミンB_{12}欠乏(悪性貧血を含む)

1．概念
①悪性貧血は成人に多く，慢性萎縮性胃炎に伴う内因子や胃の壁細
　胞に対する抗体(抗内因子抗体，抗胃壁細胞抗体)が産生される
　ためにビタミンB_{12}吸収障害によって発症する貧血で，一種の自
　己免疫疾患と考えられている．
②悪性貧血は胃を広域に切除してから数年以上たって発生する．貧
　血症状や神経症状のほかに，舌粘膜が萎縮してなめらかになる
　Hunter(ハンター)舌炎という状態を呈し，また胃酸を欠く．

2．診断・治療
①シリングテストは，^{57}CO標識ビタミンB_{12}を用いて，ビタミンB_{12}欠
　乏が内因子欠乏によるものか否かの鑑別に用いられる検査である．
②検査結果，治療などを**表8-3**に示す．

 ## 葉酸欠乏

①葉酸の欠乏により巨赤芽球性貧血を起こす．
②葉酸欠乏症は神経症状を欠くが，その他の症状はビタミンB_{12}欠

乏症とほぼ同じである.

③ヒトは葉酸を食事からしか摂取できないので,葉酸の欠乏は摂取不足,吸収不良のほか妊娠などの需要の亢進でも起こる.

E 先天性溶血性貧血

学習の目標

□ 遺伝性球状赤血球症(HS)　　　□ 赤血球酵素異常症
□ 異常ヘモグロビン症

遺伝性球状赤血球症(hereditary sphero-cytosis;HS)

1. 概念

①遺伝性球状赤血球症(HS)は最も高頻度にみられる先天性溶血性貧血で,赤血球膜を構成するいくつかの蛋白の異常による常染色体顕性(優性)遺伝疾患である.

②細胞骨格蛋白質に異常を有する赤血球が,脾臓を循環する間に小型球状化し変形能を失い,末梢において破壊・喪失が起こるため,赤血球寿命が短縮して貧血,黄疸,脾腫が生じる.

③末梢血標本に小型の球状赤血球が多数出現し,網赤血球が増加する.骨髄は赤芽球過形成のことが多い.

2. 診断・治療

①MCVは多くは正常だが,MCHCは高値を示す.

②浸透圧抵抗試験で球状化した赤血球は,侵入してくるわずかな水に対して容易に膜が壊され,浸透圧脆弱性が亢進する.

③治療は摘脾を行う.

異常ヘモグロビン症

1. 概念

①異常ヘモグロビン症はヘモグロビン蛋白のグロビン部分のアミノ酸配列を決めるDNAの塩基配列異常の結果,特定のアミノ酸の

置換や欠失が起こり，ヘモグロビン構造の異常や酸素結合能異常
をきたし，溶血や貧血となる疾患の総称である．

②鎌状赤血球症，不安定ヘモグロビン症，メトヘモグロビン血症な
どがある．

③鎌状赤血球症（HbS）：β鎖グロビンの6番目のグルタミンがバリ
ンに置換し（HbS），酸素欠乏状態でゲル化し血球が鎌状になる．
高度の溶血と出血性梗塞を繰り返す．

④不安定ヘモグロビン症：遺伝子変異の結果できた異常ヘモグロビ
ンが構造上不安定になり，変性してハインツ小体を形成し溶血す
る．

⑤ヘモグロビンのヘム中の鉄原子は，酸化型の3価鉄になると酸素
結合能を失う．先天性異常としてはヘモグロビンM症があるが，
他に薬剤服用によって後天的にメトヘモグロビン血症になる場合
がある．

3　赤血球酵素異常症

赤血球酵素異常症には，グルコース-6-リン酸脱水素酵素欠乏症，
ピルビン酸キナーゼ異常症などの解糖系酵素異常による溶血性貧血が
ある．

F　赤血球増加

学習の目標
□ 二次性赤血球増加・相対的赤血球増加

1　二次性赤血球増加・相対的赤血球増加

①二次性赤血球増加は，低酸素血症によるもの（正常反応として
EPOを産生増加する）とEPO産生の異常亢進がある．

・低酸素血症によるもの：組織酸素不足がありEPO産生が上昇す
る（高地在住，慢性肺疾患，先天性心疾患，低換気症候群など）．

・EPO異常産生によるもの：EPO産生腫瘍，非腫瘍性腎疾患（腎嚢

胞症，水腎症など）．
②白血球数，血小板数は正常である．

G 赤血球形態異常

学習の目標
- ☐ 大小不同
- ☐ 変形（奇形）
- ☐ 多染性
- ☐ 封入体
- ☐ 連銭形成

①健常人赤血球の形態は両側中央部分が凹んだ円盤状で，直径が約7〜8μm，厚みは厚いところで約2μm，平均赤血球容積（MCV）の基準範囲は83.6〜98.2である．

②自動血球計数装置が普及し，赤血球直径を計測するプライス・ジョーンズ曲線よりもMCVで赤血球サイズを判別する方に重きがおかれるようになってきたが，赤血球形態観察は血液疾患や病態把握のためには重要な項目である．

③赤血球形態の異常は，遺伝性と疾病に伴うものがある．

④形態異常はそれだけで診断に至ることは少ないが，診断の手がかりになることが多いため，注意して観察する必要がある．

（赤血球の形態については6章の「D 血液細胞の観察」を参照．）

大小不同

①赤血球の大きさの不揃い，すなわち大きさのバラツキが顕著な場合を赤血球大小不同という．

②赤血球大小不同は，貧血やその他の血液疾患において認められる．

変形（奇形）

①形が変形した赤血球を一般的に奇形赤血球といい，それぞれの特有な形態に基づいて命名されている．

②奇形赤血球，染色性，赤血球封入体など代表的な赤血球形態異常

と出現する疾患については**表6-2**を参照のこと.

 多染性

①普通染色でびまん性に青みをもって染まるやや大型の赤血球を，多染性赤血球という.
②細胞質にRNAが残存した幼弱な赤血球で，超生体染色をするとRNAが青顆粒状から網状に染まるので，網赤血球とよばれる.
③正常でも少数存在するが，溶血性貧血などで増加する.

 封入体

　普通染色で，赤血球内にハウエル・ジョリー(Howell-Jolly)小体(核の残存物)，好塩基性斑点(リボソームの集合体)，パッペンハイマー(Pappenheimer)小体(鉄顆粒)，シュフナー(Schüeffner)斑点(三日熱マラリア原虫)，カボット(Cabot)環(紡錘糸の残存)などの封入物が染色される(**表6-2**参照).

 連銭形成

①塗抹標本上では，赤血球は通常はばらばらになっているが，赤血球表面の陰性荷電の変化により赤血球がコインを連ねたようになることを連銭形成という.
②多発性骨髄腫や原発性マクログロブリン血症などでは高フィブリノゲン血症や高γ-グロブリン血症を生じるため，陽性荷電物質が増加して連銭形成が起こる.

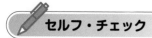

セルフ・チェック

A 次の文章で正しいものに〇, 誤っているものに×をつけよ.

〇　×

1. 一般的に貧血は赤血球数が基準範囲以下に低下した状態である.

2. 鉄欠乏性貧血は総鉄結合能(TIBC)が高値である.

3. 慢性炎症性疾患では血清鉄が高値である.

4. 鉄芽球性不応性貧血(RARS)は骨髄異形成症候群(MDS)の一病型である.

5. サラセミアではポリペプチド鎖の産生量が不均衡のため溶血する.

6. 再生不良性貧血は網赤血球が減少する.

7. 赤芽球癆は末梢血中の網赤血球が増加する.

8. 悪性貧血は抗胃壁細胞抗体が認められる.

9. シリングテストは^{51}Cr標識ビタミンB_{12}を用いて行う.

10. 葉酸欠乏性貧血は正球性正色素性貧血である.

11. 遺伝性球状赤血球症は浸透圧脆弱性が亢進する.

12. 自己免疫性溶血性貧血は間接ビリルビンが高値を示す.

13. 異常ヘモグロビン症では3価鉄のメトヘモグロビン血症になりやすい.

14. 発作性夜間ヘモグロビン尿症は補体感受性が亢進している.

15. 寒冷凝集素症の寒冷凝集素はIgG型である.

16. 三日熱マラリア原虫感染者の赤血球中にはシュフナー斑点がみられる.

17. 高地在住者や慢性肺疾患患者は赤血球のみが増加する.

18. 破砕赤血球の出現は血管内にフィブリン網の産生を示唆する.

19. 標的赤血球は浸透圧抵抗性が高い.

20. 連銭形成は血漿中のアルブミン増加で形成される.

A 1-×(ヘモグロビン濃度), 2-〇, 3-×(低値), 4-〇, 5-〇, 6-〇, 7-×(減少する), 8-〇, 9-×(^{57}CO標識ビタミンB_{12}), 10-×(巨赤芽球性貧血を起こすので, 大球性正色素性貧血), 11-〇, 12-〇, 13-〇, 14-〇, 15-×(IgM型), 16-〇, 17-〇(二次性赤血球増加), 18-〇, 19-〇, 20-×(γ-グロブリン, フィブリノゲン増加)

B

1．溶血時にみられる所見はどれか．**2つ選べ**．

☐ ① 末梢血中網赤血球数低値
☐ ② 血清 LD 高値
☐ ③ 血清間接ビリルビン高値
☐ ④ 血清ハプトグロビン高値
☐ ⑤ 尿中ウロビリノゲン（±）

2．17歳の女性．患者の血液検査所見は白血球数5,300/μL，赤血球数400万/μL，Hb 9.0 g/dL，Ht 30%，血小板数18万/μL であった．考えられるのはどれか．**2つ選べ**．

☐ ① 鉄欠乏性貧血
☐ ② サラセミア
☐ ③ 再生不良性貧血
☐ ④ 自己免疫性溶血性貧血
☐ ⑤ 発作性夜間ヘモグロビン尿症

3．血小板数3万/μL，末梢血標本像を示す．考えられるのはどれか．**2つ選べ**．

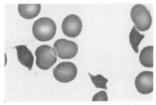

☐ ① 特発性血小板減少性紫斑病
☐ ② 血栓性血小板減少性紫斑病
☐ ③ 溶血性尿毒症症候群
☐ ④ 再生不良性貧血
☐ ⑤ Bernard-Soulier症候群

B 1-②と③（①造血が亢進するため高値，④血中のHbとハプトグロビンが結合するため低値，⑤血中のHbが代謝されてウロビリノゲンとなり尿中から排泄されるため高値），2-①と②（MCV＝$\frac{30}{4}$×10=75．MCHC＝$\frac{9}{30}$×100=30．MCV，MCHCの値より，小球性低色素性貧血を示すものが考えられる．③，⑤は正球性正色素性貧血．④は大球性正色素性貧血），3-②と③（破砕赤血球が出現する疾患を選ぶ）

4. 自己免疫性溶血性貧血の所見はどれか. 2つ選べ.
　□ ① 血清ハプトグロビンの上昇
　□ ② 血清LDの上昇
　□ ③ 血清直接ビリルビンの上昇
　□ ④ 網赤血球数の増加
　□ ⑤ 尿中ビリルビンの上昇

5. 悪性貧血に関連のあるものとして誤っているのはどれか.
　□ ① 抗内因子抗体
　□ ② 抗胃壁細胞抗体
　□ ③ Hunter舌炎
　□ ④ 血小板数増加
　□ ⑤ 好中球の過分葉

6. 貧血と成因の組合せで誤っているのはどれか.
　□ ① 遺伝性球状赤血球症 ――― 細胞骨格蛋白質異常
　□ ② サラセミア ――――――― グロビン鎖の産生低下
　□ ③ 再生不良性貧血 ―――――― 造血幹細胞の障害
　□ ④ 鉄欠乏性貧血 ―――――― ヘム合成障害
　□ ⑤ ビタミンB_6欠乏性貧血 ―― DNA合成障害

7. 汎血球減少を起こす疾患について誤っているのはどれか.
　□ ① 再生不良性貧血は骨髄有核細胞数が減少している.
　□ ② 悪性貧血は抗内因子抗体が認められる.
　□ ③ 発作性夜間ヘモグロビン尿症ではCD59発現が低下している.
　□ ④ 骨髄異形成症候群は3系統(赤血球, 白血球, 血小板)の全てが減少している.
　□ ⑤ ビタミンB_{12}欠乏症では過分葉核好中球がみられる.

B 4-②と④, 5-④(悪性貧血は汎血球減少を示す), 6-⑤(ビタミンB_{12}), 7-④(骨髄異形成症候群には1系統, 2系統減少のものもある. 10章のDも参照)

9　白血球系疾患の検査結果の評価

A　白血球増加

学習の目標

- □ 好中球増加
- □ 好酸球増加
- □ 好塩基球増加
- □ 単球増加
- □ リンパ球増加
- □ 類白血病反応
---

①白血球数の基準範囲は年齢や施設によって異なるが，日本臨床検査標準協議会（JCCLS）の医学教育用基準範囲では$3.3〜8.6(10^3/\mu L)$としている．おおよそ$10(10^3/\mu L)$以上を白血球増加とする.

②白血球数には好中球，好酸球，好塩基球，リンパ球，単球が含まれており，各血球分画の絶対数（白血球数×%）と異常細胞の確認が病態把握と診断に重要である.

好中球増加（表9-1）

1．概念

おおよその基準として，好中球数が$7,000/\mu L$以上を好中球増加としている．増加するのは成熟好中球分画における桿状核球と分葉核球である.

2．原因

①感染症：細菌感染症が典型的であり，急性期には左方移動（桿状核球や幼若段階の顆粒球が増加）を示すことが多い．例外的に腸チフス感染は好中球減少が多い.

②炎症性疾患：急性心筋梗塞，自己免疫疾患（リウマチ熱，多発性動脈炎）などが多い.

③悪性腫瘍：特にG-CSF（顆粒球コロニー刺激因子）産生腫瘍で顕著.

④血液疾患：慢性骨髄性白血病，真性赤血球増加症，本態性血小板血症，原発性骨髄線維症で多い.

⑤その他：副腎皮質ステロイド投与時には多くの場合で発症し，ストレスでもしばしば発症する.

表9-1　白血球数を増加・減少させる主な疾患および病態

血球の種類		増加
		疾患および病態
好中球	感染症	細菌感染症(肺炎,敗血症,虫垂炎など)
	炎症性	急性心筋梗塞,自己免疫疾患(リウマチ熱,多発性動脈炎など)
	悪性腫瘍	G-CSF産生腫瘍など
	血液疾患	骨髄増殖性腫瘍(CML, PV, ET, MF)
	その他	副腎皮質ステロイド投与時,ストレス,薬物中毒
好酸球	アレルギー性疾患	気管支炎,アトピー性皮膚炎,花粉症など
	寄生虫感染	
	血液疾患	CML, 好酸球性白血病
	その他	Addison病
好塩基球	血液疾患	CML, PV
	アレルギー性疾患	潰瘍性大腸炎
単球	感染症	特に結核,亜急性感染症(細菌性心内膜炎など)
	薬剤性	無顆粒球症や抗がん薬投与後の白血球回復期
	血液疾患	単球性白血病,悪性リンパ腫
リンパ球	感染症	伝染性単核球症,インフルエンザ(ウイルス性)百日咳,結核(細菌性)
	血液疾患	慢性・急性リンパ性白血病,マクログロブリン血症

CML:慢性骨髄性白血病. PV:真性赤血球増加症. ET:本態性血小板血症. MF:原発性骨髄線維症. MDS:骨髄異形成症候群. PNH:発作性夜間ヘモグロビン尿症. SLE:全身性エリテマトーデス.

2 好酸球増加 (表9-1)

①末梢血の好酸球数が450～500/μL以上を好酸球増加とみなす. 白血球分画比率のみで判断してはいけない.

②多くの場合,好酸球造血の亢進により生じる. 好酸球造血はIL-5により特異的に促進される.

③好酸球の特殊顆粒内に存在する主要塩基性蛋白質などの顆粒内容物および活性酸素により,組織傷害が起こる.

減少	
疾患および病態	
感染症	ウイルス感染症, 腸チフス
血液疾患	再生不良性貧血, MDS, PNH, 巨赤芽球性貧血, 造血器腫瘍, 悪性腫瘍
免疫学的機序	自己免疫性好中球減少症, SLE
薬剤性	抗腫瘍薬投与時や放射線照射, 好中球減少症 (無顆粒球症)
脾機能亢進症	特発性門脈圧亢進症, 肝硬変
その他	特発性好中球減少症, 周期性好中球減少症
薬剤性	副腎皮質ステロイド投与時
感染症	腸チフス感染初期
その他	Cushing症候群, ストレス
血液疾患	再生不良性貧血
感染症	重症敗血症
免疫学的機序	原発性免疫不全症, 後天性免疫不全症候群 (AIDS)
血液疾患	悪性リンパ腫
薬剤性	抗腫瘍薬, 副腎皮質ステロイド投与時

3 好塩基球増加 (表9-1)

①末梢血の好塩基球数の基準範囲は20〜80/μLで, それ以上を好塩基球増加とみなす. 好塩基球の増加は即時型過敏症でみられる.
②慢性骨髄性白血病では腫瘍増殖により好塩基球が増加する.

4 単球増加 (表9-1)

単球は, さまざまな血液疾患や感染症および炎症性疾患の際に増加する.

5 リンパ球増加 (表9-1)

末梢血のリンパ球数が4,000/μL以上のとき，リンパ球増加とみなす.

6 類白血病反応

1．概念

末梢血で成熟白血球が著増(5万/μL以上)するか，または未熟な白血球の出現がみられ白血病に類似した血液像を示すとき，これを類白血病反応とよぶ.

2．原因

①原因は反応性であって，腫瘍増殖の結果ではないので，白血病との鑑別が最も重要である.

②好中球および骨髄系未熟細胞が増加する骨髄性類白血病反応と，リンパ球が増加するリンパ性類白血病反応がある.

③骨髄性類白血病反応：重症細菌感染症，悪性腫瘍の骨髄転移，G-CSF産生腫瘍およびG-CSF製剤投与，中毒などで認められる.

④リンパ性類白血病反応：伝染性単核球症などのウイルス感染症や小児の百日咳などで認められる.

3．診断

①末梢血に白血球が異常に増加したり幼弱細胞が出現するが，原則として赤血球や血小板の異常はない.

②原因を検索し，白血病との鑑別を行う．各細胞に形態異常はみられず，好中球内に中毒性顆粒，空胞形性，デーレ小体などを認める．好中球アルカリホスファターゼ活性(NAPスコア)はG-CSFにより誘導され高値を示すが，慢性骨髄性白血病では低値である.

③骨髄染色体は正常核形で，クローン性増殖はみられない.

B　白血球減少

学習の目標

□ 好中球減少　　　　　　□ リンパ球減少
□ 好酸球減少　　　　　　□ 血球貪食症候群（HPS）

①白血球数が3,000/μL未満を白血球減少と定義する.

②臨床的には好中球減少が最も重要なため, 白血球減少と好中球（顆粒球）減少はほぼ同義に用いられる.

1 好中球減少 (表9-1)

1．概念

①好中球数が1,500/μL以下を好中球減少, 500/μL以下を無顆粒球症とよぶ.

②好中球数が1,000/μL以上あれば細菌感染に罹患する危険性は少ないが, 500/μL以下に減少すると重篤な細菌感染症に罹患する危険性がきわめて高くなる.

2．原因

①好中球の減少は, 好中球造血（産生）の低下, 消費または破壊の亢進, 循環プールから辺縁プールへの好中球の移動により生じる.

②臨床的には生体内における好中球の絶対数の減少が問題であり, 好中球造血の低下と破壊の亢進が重要である.

脾機能の亢進により好中球が脾臓で補足・破壊され好中球減少をきたす状態を, Banti（バンチ）症候群とよぶ.

③抗腫瘍薬の投与や放射線照射により, ほぼ容量依存性に好中球減少が出現するが, これは骨髄抑制の副作用の結果である.

④特定の薬剤（抗甲状腺薬のメチマゾール, 抗けいれん薬, 解熱薬, 抗菌薬, 抗結核薬, サルファ薬など）に対して無顆粒球症を起こすことがあり, 内科的に緊急状態である.

⑤薬剤起因性の好中球減少を疑う場合は, 可能性のある薬剤をすべてすみやかに中止し, 広域スペクトラムの抗菌薬やG-CSF製剤

投与などによる感染予防を行う.

 好酸球減少（表9-1）

①副腎皮質ステロイドによって好酸球は抑制されることから，Cushing症候群や副腎皮質ステロイド投与時に好酸球は減少する.

②腸チフス感染初期に好酸球はほぼ消失することが知られている.

 リンパ球減少（表9-1）

①末梢血のリンパ球数が1,000/μL未満をリンパ球減少とみなす.

②リンパ球の減少は原発性免疫不全症のほか，悪性リンパ腫，抗腫瘍薬や副腎皮質ステロイド投与時にも起こる.

③後天性免疫不全症候群（AIDS）ではCD4陽性Tリンパ球が著減するため，リンパ球総数も減少する.

 血球貪食症候群（hemophagocytic syndrome；HPS）

1．概念

①血球貪食症候群（HPS）は，骨髄中のマクロファージ・組織球が増殖し，自らの血球を貪食する疾患である.

②マクロファージや組織球などの抗原提示細胞とCD8陽性T細胞が持続性かつ過剰に活性化することで高サイトカイン血症（TNF-α，IL-2，IL-6，インターフェロンγなど）が起こり，組織傷害や血球減少，凝固異常などが生じる.

③悪性リンパ腫や膠原病に伴って発症する場合と，EBウイルス，サイトメガロウイルス，単純ヘルペスウイルスで引き起こされるウイルス関連血球貪食症候群（virus associated hemophagocytic syndrome；VAHS）がある.

2．診断

発熱，リンパ節腫脹，肝・脾腫，血球減少（赤血球・白血球・血小板のうち2系統以上），肝機能障害，LD高値，フェリチン高値，中性脂肪高値，凝固異常がみられる.

C　白血球形態異常

核の異常，細胞質の異常（表9-2）

1．人工的変性

採血後に血液を放置すると白血球が変性し形態が変わる．核の形態が変わったり，細胞質に空胞ができたりする．このような変化を異常所見と誤判定しないようにする．

2．細胞質の空胞形成

単球と形質細胞には正常でも空胞が存在するが，その他の細胞に空胞があるのは異常である．多くは細胞の変性で，空胞形成好中球の出現は感染症の診断に役立つ．

3．デーレ（Döhle）小体

①好中球細胞質内にみられる淡青色の封入体で，RNAの遺残物と考えられている．

②重症細菌感染症時にしばしば中毒性顆粒とあわせてみられることがある．メイ・ヘグリン（May-Hegglin）異常では，先天的に細胞質内封入体（デーレ様小体）が好中球や単球にみられる．

4．中毒性顆粒

好中球の顆粒は通常は小さくてあまり目立たないが，重症細菌感染症やG-CSF製剤投与時には紫褐色に染まる粗大顆粒が多数みられる．

5．アウエル小体（Auer body）

①急性骨髄性白血病や骨髄異形成症候群において，時に骨髄・単球系の幼弱細胞内にみられる棒状もしくは針状の構造物で，一次顆粒の異常結晶体と考えられている．ミエロペルオキシダーゼ陽性である．

②骨髄系腫瘍と診断できる重要な指標である．

③急性前骨髄球性白血病ではアウエル小体を多数もつファゴット（faggot）細胞がみられ，診断的価値が高い．

表9-2　白血球・巨核球の形態異常

細胞径	巨大化	巨赤芽球性貧血，異型リンパ球（ウイルス感染症）
	小型化	微小巨核球（MDS）
細胞質	顆粒	好中球中毒性顆粒（感染症），好中球顆粒減少（MDS，急性白血病）
	色調の変化	異型リンパ球（ウイルス感染）
	空胞	好中球，単球（感染症）
	封入体	デーレ小体（感染時の好中球），アウエル小体（急性骨髄性白血病）
	貪食	細菌（感染症時の好中球，単球），赤血球など（ウイルス感染時の単球）
核	形態	好中球核過分葉（右方移動，巨赤芽球性貧血）と左方移動（感染症）
		巨核球分離多核（MDS）
	構造	偽ペルゲル核異常（MDS，急性白血病），ドラムスティック（女性）

6．脱顆粒（無または低顆粒好中球）

好中球顆粒がきわめて乏しいかほとんどみえない好中球を指す．骨髄異形成症候群にみられる異形成所見の一つである．

7．偽ペルゲル核異常

白血病，骨髄異形成症候群，中毒，感染症などで出現するペルゲル・フェット（Pelger-Huët）核異常と同様の形態をした後天的な異常．骨髄異形成症候群や急性白血病にみられる異形成所見の一つである．

8．好中球核過分葉（過分葉核好中球）

好中球の核分葉は通常5つまでであるが，それ以上に分葉の多くなった好中球をいう．大球性正色素性貧血（巨赤芽球性貧血や悪性貧血など）にしばしばみられる．

9．好中球核の左方移動

末梢血に桿状核球や後骨髄球などの幼若好中球の出現を認めることをいう．感染などで骨髄から好中球の供給が高まっている状態である．

10．輪状核好中球

ドーナツのように輪の形をもった好中球で，慢性骨髄性白血病や骨髄異形成症候群，まれに急性骨髄性白血病でみられる．

11．ラッセル（Russell）小体

形質細胞の細胞質にみられる丸い小体で，紫青ないし淡紅色から無色まで種々の色調をしている．免疫グロブリンの分泌障害によって細

胞内に貯留した免疫グロブリンあるいは糖蛋白と考えられている．多発性骨髄腫などの骨髄標本でみられることが多い．

12. ゲンプレヒト（Gumprecht）の核影

smudge cell, basket cell ともよばれ，塗抹時に細胞が破壊され核も壊れて丸く広がった人工的産物と考えられている．正常でも少数にみられるが，慢性リンパ性白血病や急性白血病などの標本で多くみられる．

13. ペルゲル・フエット（Pelger-Huët）核異常

顆粒球，特に好中球の核の形が円形，鼻メガネ状，ダンベル状などの形態をしたもので，棒状核，2分葉核球が多い．遺伝性の異常である．

14. チェディアック・東（Chédiak-Higashi）症候群

巨大顆粒で顆粒球，単球，リンパ球に大きな顆粒（リソソームの融合したもの）がみられ，好中球の走化能と殺菌能が低下している．

15. 遺伝性ミエロペルオキシダーゼ（MPO）欠損症

MPO は NADPH 酸化酵素により酸素から過酸化水素（H_2O_2）を産生するが，MPO 遺伝子の変異によって活性酸素の活性が欠損するため易感染性になる．

D　リンパ球の異常

:::学習の目標:::
□ 異型リンパ球など

異型リンパ球など

①正常リンパ球に比べて形態に異常を認めた場合，反応性によるものを異型リンパ球，腫瘍性によるものを異常リンパ球と大別している．

②異型リンパ球は伝染性単核球症のときに多数出現する．形態学的に大型化（16μm 以上），クロマチン構造の幼若および粗剛化，細胞質の好塩基性化などの多彩な形態をとるのが特徴である．

③伝染性単核球症では EB（Epstein-Barr）ウイルスが B 細胞（B リン

パ球）に感染し，活性化されたT細胞（Tリンパ球）が異型になる．
④EBウイルス以外にも，サイトメガロウイルス，ヘルペスウイル
ス，ヒト免疫不全ウイルス（HIV）などの種々のウイルスや，トキ
ソプラズマ，リケッチアなどの感染でも認められる．

国家試験に向けて

近年の国家試験では，試薬や手技に関する問題よりも臨床診断を行う際に
重要な検査項目が多く取り上げられている．検査の原理と結果，臨床的評
価・意義などに関する問題であり，具体的な例を以下にあげる．

①自動血球計数器：個々の機器の測定原理と検査項目の関連性，測定値か
ら求められる指数と疾患との関連性，測定する際に起こる偽陽性・偽陰
性と発生原因との関連性を学ぶ．

②細胞形態観察：前骨髄球，好酸球，好塩基球など形態的に特徴をもった
細胞，白血病時のアウエル小体，ファゴット細胞など，MDS時の細胞異
形成（微小巨核球，巨大血小板，偽ペルゲル核異常，過分葉核好中球，環
状鉄芽球など）などの形態的特徴を識別できるかどうか．また，それらに
関連する検査項目および臨床診断との関連性を学ぶ．

③凝固線溶系：近年，凝固線溶系や血液内皮細胞についての研究が進み，
それらの現象に関連する促進因子や抑制因子が数多く見つかっている．
また，それら因子の産生細胞とその反応細胞およびそれらの反応機序が
分子生物学的に解明されている．そのため，検査項目と産生機序，測定
原理と結果，臨床的意義について，さらに，凝固線溶系疾患の患者に投
与される薬剤と検査結果との関連性を学ぶ．

④白血病等：各種白血病細胞の形態と細胞化学染色，細胞表面抗原，染色
体・遺伝子検査などとの関連性，FAB分類とWHO分類との相違点につ
いて，その他の造血器腫瘍系は新たに加わった染色体・遺伝子異常につ
いて学ぶ．

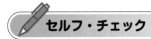
セルフ・チェック

A 次の文章で正しいものに〇，誤っているものに×をつけよ．

	〇	×
1. 百日咳では好中球が増加する．	□	□
2. 好中球はストレスで増加する．	□	□
3. 副腎皮質ステロイドは好酸球を増加させる．	□	□
4. 慢性骨髄性白血病では好塩基球が増加する．	□	□
5. 真性赤血球増加症では好塩基球が増加する．	□	□
6. 単球は結核で増加する．	□	□
7. 重症細菌感染症では単球が増加する．	□	□
8. 急性心筋梗塞では好中球が減少する．	□	□
9. インフルエンザではリンパ球が増加する．	□	□
10. 急性細菌感染症は好中球核の左方移動を起こす．	□	□
11. 寄生虫感染症では好酸球が増加する．	□	□
12. 感染症の時の好中球は細胞質に空胞形成が認められる．	□	□
13. 骨髄異形成症候群では微小巨核球が出現する．	□	□
14. Cushing症候群では好酸球が減少する．	□	□
15. 異型リンパ球は反応性リンパ球である．	□	□
16. 後天性免疫不全症候群（AIDS）ではリンパ球が減少する．	□	□
17. 再生不良性貧血ではリンパ球が減少する．	□	□
18. 骨髄異形成症候群では細胞質に中毒性顆粒が出現する．	□	□
19. 巨赤芽球性貧血は核の成熟不良を起こす．	□	□
20. 伝染性単核球症では未熟なリンパ球が増加する．	□	□
21. 血球貪食症候群は細菌感染によって生じる．	□	□

A 1-×（リンパ球が増加する），2-〇，3-×（減少させる），4-〇，5-〇，6-〇，7-×（好中球が増加する），8-×（好中球が増加する），9-〇，10-〇，11-〇，12-〇，13-〇，14-〇，15-〇，16-〇，17-×（主に好中球が減少する），18-×（脱顆粒になる），19-〇（8章のDも参照），20-×（異型リンパ球が増加する），21-×（ウイルス感染による）

B

1. 疾患と診断のための検査項目の組み合わせで**適切でない**のはどれか.
   - □ ① 急性骨髄性白血病 ——— WT1 mRNA定量
   - □ ② 遺伝性球状赤血球症 —— 赤血球浸透圧抵抗試験
   - □ ③ 類白血病反応 ———————— 好中球アルカリホスファターゼ活性(NAPスコア)
   - □ ④ AIDS ———————————— CD4陽性Tリンパ球数
   - □ ⑤ 伝染性単核球症 ——— 腎機能検査

2. 白血球が増加するのはどれか. **2つ選べ**.
   - □ ① 百日咳
   - □ ② 悪性貧血
   - □ ③ 脾機能亢進症
   - □ ④ 再生不良性貧血
   - □ ⑤ 急性心筋梗塞

3. 末梢血標本のWright-Giemsa染色標本に写真の細胞が多数みられた. この細胞の特徴はどれか. **2つ選べ**.

   - □ ① 顆粒は異染性を示す.
   - □ ② 貪食・殺菌能が旺盛である.
   - □ ③ I型アレルギーで増加し, ヒスタミンを不活性化する.
   - □ ④ Cushing症候群で減少する.
   - □ ⑤ インターロイキン-4により増殖する.

B 1-⑤(⑤伝染性単核球症はウイルス抗体, 肝機能の検査, ①10章のBを参照, ②8章のEを参照), 2-①と⑤(②~④は減少する), 3-③と④(写真は好酸球. ①異染性を示すのは好塩基球, ②貪食・殺菌能が旺盛なのは好中球と単球, ⑤IL-5により増殖(IL-5は好酸球に特異的). 2章のBおよび図2-3も参照)

4．好中球数の増減について**誤っている**のはどれか．

 □ ① 細菌感染により好中球は増加する．

 □ ② ウイルス感染により好中球は減少する．

 □ ③ 全身性エリテマトーデス（SLE）により好中球は減少する．

 □ ④ G-CSF製剤投与により好中球は増加する．

 □ ⑤ 副腎皮質ステロイド投与により好中球は減少する．

5．正しい組み合わせはどれか．**2つ選べ**．

 □ ① デーレ小体 ──────── 伝染性単核球症

 □ ② ラッセル小体 ──────── 多発性骨髄腫

 □ ③ 過分葉核好中球 ─────── 重症感染症

 □ ④ アウエル小体 ──────── 急性リンパ性白血病

 □ ⑤ 低顆粒好中球 ──────── 骨髄異形成症候群

B 4-⑤（増加する），5-②と⑤（①重症細菌感染症，③悪性貧血など，④急性骨髄性白血病）

10　造血器腫瘍の検査結果の評価

A　造血器腫瘍の分類

WHO分類（表10-1）

①WHO分類は，細胞遺伝学・分子生物学の発展に伴い白血病が遺伝子変異による病態であることが認識されたことを背景に，2001年に発表された．

②染色体異常・遺伝子変異の所見を取り入れ，すべての臓器腫瘍について統一された基準のもとに細分類を行った．

FAB分類（表10-1）

①造血器腫瘍は，腫瘍細胞の帰属から大きく骨髄系腫瘍とリンパ系腫瘍に分類される．

②FAB（French-American-British）分類は，1976年に提唱された急

表10-1　WHO分類とFAB分類

	WHO分類	FAB分類
概要	造血器腫瘍は遺伝子異常から起こることを前提として染色体・遺伝子異常を柱とし，FAB分類と同様の所見を加えた分類	骨髄塗抹標本を光学顕微鏡により観察した形態学的，細胞化学的，免疫学的所見による結果から分類
特徴	正確な予後予測ができ，治療選択も容易になった．その一方，未解明な遺伝子異常も多く，詳細な分類ができないものはFAB分類に従っている．検査のコストが高い	判定に用いる標本は未治療のもので，再発時には診断的価値がない．形態観察に良好な染色標本が必要．一般病院でも施行できるので汎用性が高い
造血器腫瘍の定義	骨髄中の芽球の比率が20%以上	骨髄中の芽球の比率が30%以上

性白血病の分類法で，末梢血と骨髄のMG染色標本での形態学的所見と細胞化学的所見からAML（骨髄系）を8病型に，ALL（リンパ系）を3病型に細分類する．

③その後，電子顕微鏡所見（特殊染色），細胞表面抗原検査所見を組み合わせてさらに細分類され，白血病および骨髄異形成症候群などが疾患群ごとに設定された．汎用性が高く，現在も広く使われている．

B 急性白血病

学習の目標

☐ 急性骨髄性白血病（AML）
☐ 急性前骨髄球性白血病（APL）
☐ 急性骨髄単球性白血病（AMMoL）
☐ 急性単球性白血病（AMoL）
☐ 赤白血病
☐ 急性巨核芽球性白血病
☐ 急性リンパ性白血病（ALL）
☐ 系統不明な急性白血病（混合性急性白血病など）

白血病は，造血幹細胞または造血前駆細胞に自律的増殖能の獲得と分化成熟障害が起こり，正常の造血が障害され各種の正常血液細胞が減少する疾患である．

急性骨髄性白血病（acute myelogenous leukemia；AML）（表10-2, -3）

1．概念

①急性骨髄性白血病（AML）では，骨髄中の造血幹細胞のうち骨髄系幹細胞に何らかの遺伝子異常が起こり白血化（がん化）し，無制限に増殖した白血病細胞が正常な赤血球，白血球，血小板の産生を抑制するため，貧血，感染症，出血などの症状が現れる．

②原因は，放射線，抗がん薬などの化学物質，ウイルス感染と考えられているが，不明のものが多い．

表10-2　急性骨髄性白血病のFAB分類

分類	白血病名	形態的所見	その他の検査所見
M0	急性骨髄性	骨髄芽球様	芽球のペルオキシダーゼ(POD)陽性率は3%未満だが，細胞質内免疫POD陽性，CD13・CD33が陽性
M1	急性骨髄性	未熟な骨髄芽球，無顆粒のタイプ1と少数のアズール顆粒をもつタイプ2の芽球あり，アウエル(Auer)小体(+)	POD陽性率は3%以上
M2	急性骨髄性	成熟傾向のある骨髄芽球でさまざまな好中球系細胞を伴う．アウエル小体(+)	POD陽性率は3%以上，染色体転座でt(8;21)をもつものが多く，比較的予後は良好
M3	急性前骨髄球性	骨髄芽球から分化した前骨髄球が増加，ファゴット細胞(faggot cell)(+)	播種性血管内凝固(DIC)を合併しやすい．染色体転座でt(15;17)をもつものが多く，レチノイン酸による分化誘導療法が有効で，予後は良好
M4	急性骨髄単球性	顆粒球系と単球系の2系統の分化を示す．骨髄芽球が20%以上と同時に単球系が20%以上存在	エステラーゼ二重染色が陽性で単球系はフッ化ナトリウム(NaF)で阻害される．inv(16)の染色体異常をもつものは予後が良好
M5	急性単球性	単球系の幼弱細胞から成熟細胞が80%以上存在	POD染色だけでなく，エステラーゼ二重染色が陽性で単球系はNaFで阻害される
M6	赤白血病	赤芽球系細胞が有核細胞の50%以上存在．骨髄系細胞には芽球の増殖がみられる	PAS陽性の赤芽球が出現
M7	急性巨核芽球性	巨核芽球系の幼弱細胞から成熟細胞までが存在	芽球のPOD陽性率は3%未満だが，電子顕微鏡で血小板性POD陽性，CD41・CD61が陽性

2．診断

①AMLは白血球数が増加から減少までさまざまだが，幼若な白血病細胞と残存する成熟細胞のみがみられ，中間の成熟細胞がみられない白血病裂孔を示す．正球性正色素性貧血，血小板減少がみられる．

②骨髄は過形成で，芽球で占められ，巨核球減少，赤白血病を除いてM/E比が上昇する．

③FAB分類のM2の半数以上にt(8;21)(q22;q22)の転座が認めら

表 10-3　骨髄系腫瘍と急性白血病における WHO 分類（2016 改訂版抜粋）

骨髄増殖性腫瘍 (MPN)
　慢性骨髄性白血病 (CML), *BCR-ABL1* 陽性
　慢性好中球性白血病 (CNL)
　真性赤血球増加症 (PV)
　原発性骨髄線維症 (PMF)
　本態性血小板血症 (ET)
　慢性好酸球性白血病 (CEL) not otherwise specified
　骨髄増殖性腫瘍 (分類不能型) (MPN, U)
肥満細胞症
好酸球増加と *PDGFRA*, *PDGFRB*, or *FGFR1*, or with *PCM1-JAK2* 再構成を伴う骨髄性/リンパ性腫瘍
　PDGFRA 遺伝子再構成を伴う骨髄性/リンパ性腫瘍
　PDGFRB 遺伝子再構成を伴う骨髄性/リンパ性腫瘍
　FGFR1 遺伝子再構成を伴う骨髄性/リンパ性腫瘍
　PCM1-JAK2 遺伝子再構成を伴う骨髄性/リンパ性腫瘍
骨髄異形成/骨髄増殖性腫瘍 (MDS/MPN)
　慢性骨髄単球性白血病 (CMML)
　非定型性慢性骨髄性白血病, *BCR-ABL1* 陰性
　若年性骨髄単球性白血病 (JMML)
　著明な血小板増加を伴い環状鉄芽球を有する MDS/MPN-RS-T
　骨髄異形成/骨髄増殖性腫瘍 (分類不能型) (MDS/MPN, U)
骨髄異形成症候群 (MDS)
　単血球系異形成を伴う MDS
　環状鉄芽球を伴う MDS
　複数血球系異形成を伴う MDS
　芽球増加を伴う MDS
　5q 欠損を伴う MDS
　分類不能型 MDS
　小児不能性血球減少症
急性骨髄性白血病および関連前駆細胞性腫瘍
急性骨髄性白血病 (AML) と関連腫瘍
　特異的染色体異常を有する急性骨髄性白血病 (一部抜粋)
　　t(8;21)(q22;q22), *RUNX1-RUNX1T1* を有する AML
　　inv(16)(p13.1;q22) または t(16;16)(p13.1;q22), *CBFB-MYH11* を有する AML
　　PML-RARA を有する AML
　骨髄異形成に関連した変化を有する AML
　治療関連骨髄性腫瘍
　分類不能型 AML
　骨肉腫
　Down 症に伴う骨髄増殖症
　芽球性形質細胞様樹状細胞腫瘍 (BPDCN)
系統不明な急性白血病
B 細胞リンパ芽球性白血病/リンパ腫 (B-ALL)
T 細胞リンパ芽球性白血病/リンパ腫 (T-ALL)
natural killer (NK) 細胞リンパ芽球性白血病/リンパ腫

れ，そのキメラ遺伝子 *AML1-MTG8* 遺伝子が，この白血病に深く関与していると考えられている．

2 急性前骨髄球性白血病 (acute promyelo-cytic leukemia；APL) (表10-2)

1．概念

①急性前骨髄球性白血病 (APL) は前骨髄球が白血化した AML の一種で，FAB 分類の M3 に相当する．

②15番染色体と17番染色体の転座 [t(15;17)] とよばれる染色体異常が特徴で，この異常により白血球が分化・成熟できなくなり，骨髄や末梢血中で前骨髄球が増加する．

③t(15;17)(q22;q21) は PML-レチノイン酸レセプター (RARα) 異常をきたす．

2．治療

前骨髄球は，トロンボプラスチンという血液の凝固に関連する物質と似た性質をもっているため，DIC をしばしば合併し予後不良の白血

WHO 分類 2016
─骨髄異形成症候群 (MDS) における変更点

WHO 分類は，すべての造血器腫瘍は遺伝子異常に基づくことを理念としている．そのため，今後も染色体・遺伝子異常による病態解析が進むことで，WHO 分類の改訂が行われていくであろう．

WHO 分類 2016 では，2008年の第4版の発表以降に見出された遺伝子異常の知見などを加えて，一部が改訂された．

MDS に関しては，環状鉄芽球を伴う MDS の診断に *SF3B1* 遺伝子変異が導入された．*SF3B1* 変異が認められた場合には，環状鉄芽球の出現が赤芽球の5%以上で診断が可能となった．また，芽球比率の計算法に変更があった．これまでは，骨髄有核細胞中の赤芽球比率が 50%を超える場合には，赤芽球を除いた非赤芽球系細胞 (NEC) を分母として芽球比率を算出していたが，WHO 分類 2016 では NEC は使用せず，全有核細胞 (ANC) を分母とすることに変更された．これにより，従来の赤白血病 (FAB 分類 M6) の多くは WHO 分類の急性白血病の定義 (芽球20%以上) にあてはまらなくなり，MDS-excess blasts (MDS-EB) と診断される．そのため，赤白血病 (FAB 分類 M6) は実質的に削除されることとなった．

病であったが，血液の凝固を抑えるビタミンAの一つであるオールトランス型レチノイン酸（ATRA；all-trans retinoic acid）が用いられるようになり，治療成績が改善した．

3 急性骨髄単球性白血病（acute myelomonocytic leukemia；AMMoL）(表10-2)

1．概念

急性骨髄単球性白血病（AMMoL）は骨髄の芽球が20％以上で，顆粒球系や単球系，またそれらの前駆細胞が骨髄有核細胞（ANC）の20％以上を占める病型である．AMLのFAB分類M4.

2．治療

①M4のなかでもとくにM4Eoでは，inv(16)(p13.1;q22) または t(16;16)(p13.1;q22)転座が代表的な遺伝子異常．

②化学療法の感受性が高い．

4 急性単球性白血病（acute monocytic leukemia；AMoL）(表10-2)

①AMLのFAB分類M5.

②単球系の前駆細胞レベルでの白血化である．

5 赤白血病 (表10-2)

①AMLのFAB分類M6.

②白血球系細胞のみならず赤血球系細胞にも成熟障害を伴い，両系統の幼若細胞が自律的に増殖する疾患である．

6 急性巨核芽球性白血病 (表10-2)

①AMLのFAB分類M7.

②巨核球系の前駆細胞レベルでの白血化である．

7 急性リンパ性白血病（acute lymphocytic leukemia；ALL）

①急性リンパ性白血病（ALL）はリンパ球が幼若な段階で悪性化し，白血化して無制限に増殖する疾患で，白血化したリンパ球の種類により，B細胞（Bリンパ球）系とT細胞（Tリンパ球）系に大別される．

②発症の原因の多くは不明で，ウイルスが原因であったり，一部にはフィラデルフィア〔Philadelphia（Ph1）〕染色体などの特徴的な染色体異常やその他の遺伝子の変異が白血病発症の始まりとなる場合もある．

8 系統不明な急性白血病（混合型急性白血病など）

①混合型急性白血病は多能性造血幹細胞レベルでの白血化で，白血病芽球が2系統以上の分化を有する2重表現型（biphenotypic）もしくは独自の分化を示す2種類以上の芽球を有する2系列型（bilinealまたはbilineage）に分類される．

②芽球の細胞表面抗原検査の結果を参考にする．

WT1遺伝子定量

*WT1*遺伝子は小児の腎腫瘍Wilms（ウィルムス）腫瘍の原因遺伝子として単離された遺伝子で，転写因子をコードしており，細胞の増殖・分化に重要な役割を果たしている．

*WT1*遺伝子は急性骨髄性白血病，急性リンパ性白血病，慢性骨髄性白血病などのほとんどの白血病で高発現することから，WT1 mRNAが白血病の腫瘍マーカーになることが判明した．

WT1 mRNAをリアルタイムRT-PCR法により測定することで，治療後に残存している微小残存白血病細胞量を高感度に検出することができるため，早期の再発診断や予後判定に有効である．

C　骨髄増殖性腫瘍および類縁疾患

:::: 学習の目標 ::::

☐ 慢性骨髄性白血病（CML）　　☐ 本態性血小板血症（ET）

☐ 真性赤血球増加症（PV）　　　☐ 慢性骨髄単球性白血病

☐ 原発性骨髄線維症（PMF）　　　　（CMML）

::::

①造血幹細胞レベルでの白血化によって白血球，赤血球，血小板などの異常増殖を特徴とする一群の疾患を総称して，骨髄増殖性腫瘍（MPN）とよぶ．

②慢性骨髄性白血病（CML），真性赤血球増加症（PV），原発性骨髄線維症，本態性血小板血症（ET）などが含まれる（**表10-4**）.

表10-4　骨髄増殖性腫瘍および類縁疾患

	慢性骨髄性白血病（CML）	真性赤血球増加症（PV）	原発性骨髄線維症	本態性血小板血症（ET）
症状	肝・脾腫，巨脾	赤ら顔，皮膚搔痒，脾腫	巨脾，肝腫大	頭痛，出血症状，血栓症状，脾腫
白血球系	著増，各成熟段階の顆粒球の出現（白血病裂孔なし），好塩基球増加，NAPスコア低値	増加，NAPスコア高値	幼若顆粒球増加，NAPスコア高値	増加，NAPスコア高値
赤血球系	正常～低下	赤血球数著増，Hb増加，循環赤血球量増加，エリスロポエチン低下～正常	赤芽球，涙滴赤血球出現	正常～増加
血小板系	血小板著増，巨核球増加	血小板増加，巨核球増加	巨核球増加	血小板著増，巨大血小板出現，巨核球著増
遺伝子変異	Ph1染色体，t(9;22)，*BCR-ABL1*融合遺伝子	*JAK2*遺伝子変異	*JAK2*遺伝子変異	*JAK2*遺伝子変異
治療，その他	チロシンキナーゼ阻害薬（イマチニブ）	瀉血	骨髄生検により診断（骨髄穿刺はドライタップのため不可）	化学療法，抗血小板療法

1 慢性骨髄性白血病（chronic myelogenous leukemia；CML）

1．概念

①慢性骨髄性白血病（CML）の約90％に9番染色体と22番染色体の転座であるフィラデルフィア（Ph1）染色体がみられる．

②Ph1染色体上の *BCR-ABL1* 融合遺伝子にコードされて産生されるBCR-ABLチロシンキナーゼが恒常的に活性化し，白血病細胞の増殖に関与している．

2．診断

①特に顆粒球系細胞の異常増殖によって，骨髄および末梢血の白血球数・血小板数が著明に増加する．末梢血中に骨髄芽球などの幼若細胞が出現し，好塩基球の増加がみられるのが特徴で，白血病裂孔はみられない．

②好中球は顕微鏡観察では一見正常にみえるが，好中球アルカリホスファターゼ活性（NAPスコア）が著明に低下し，他の白血球増多症との重要な鑑別点となっている．

③多くの場合に脾腫が認められ，数年から十年ぐらいで急性転化を起こして死亡するといわれている．

2 真性赤血球増加症（polycythemia vera；PV）

1．概念

①真性赤血球増加症（PV）は造血幹細胞の異常により3血球（赤血球，白血球，血小板）系が腫瘍性に増殖し，特に赤血球の絶対的増加をきたす疾患である．

②骨髄増殖性腫瘍に属するPV，ET，原発性骨髄線維症では，種々のサイトカインのシグナル伝達に必須なチロシンキナーゼ *JAK2* 遺伝子の変異が高頻度にみられる．

2．診断

①赤血球，Hb，Htのほか，白血球，血小板が上昇する．尿中・血中エリスロポエチン（EPO）は低下する．骨髄は有核細胞数増加で赤芽球のほか顆粒球系細胞，巨核球も増加する．好中球アルカリホスファターゼ活性（NAPスコア）上昇，動脈血酸素飽和度は正常．

②PVの造血細胞では主に*JAK2*遺伝子がV617F変異を起こし，JAK2蛋白が恒常的に活性化するため，エリスロポエチン非存在下もしくは低濃度でも赤血球産生が亢進し，赤血球が過度に増加する．

③この変異は顆粒球系や巨核球にも存在するため，白血球や血小板の増加もきたす．

③ 原発性骨髄線維症（primary myelofibrosis；PMF）

1．概念

　原発性骨髄線維症は全身の骨髄が線維化し，正常な造血が障害されるとともに，髄外造血により肝・脾臓が腫大し，末梢血中に幼若な顆粒球や赤芽球が出現（白赤血芽球症）する疾患である．

2．診断

①末梢血塗抹標本に涙滴赤血球が出現する．骨髄液が線維化により吸引できないドライタップの状態であり，診断には骨髄生検が必要である．

②原発性骨髄線維症の半数においてチロシンキナーゼ*JAK2*遺伝子の点突然変異が確認され，*JAK2*V617F変異融合遺伝子とよばれ

骨髄増殖性腫瘍における遺伝子変異
**　—*JAK2*遺伝子の発見**

骨髄増殖性腫瘍（MPN：慢性骨髄性白血病，真性赤血球増加症，本態性血小板血症，原発性骨髄線維症）は，造血器腫瘍の30％に相当する疾病群である．

MPNでは，長らく発症の分子メカニズムの詳細は不明であったが，2005年にMPNの約半数の症例で*JAK2*遺伝子の変異が同定された．*JAK2*遺伝子のV617F変異は，エリスロポエチンの非存在下でシグナル伝達が進行することから細胞増殖を促すことが明らかにされた．

その後，2006年には*MPL*遺伝子の変異，2013年には*JAK2*や*MPL*遺伝子変異のないMPNの大多数症例において，*CALR*遺伝子変異が同定された．

WHO分類では，改訂された2016年版においてこれらの遺伝子変異の存在が診断基準に組み込まれている．

ており，発症との因果関係が指摘されている．

本態性血小板血症(essential thrombocythemia；ET)

1．概念

血小板増加は原発性と反応性増加に分類されるが，本態性血小板血症（ET）は骨髄増殖性腫瘍の一つで，骨髄における巨核球の腫瘍性増殖のため血小板が著しく増加する疾患である．

2．診断

①末梢血中の血小板数が100万/μLを超えることがしばしばあり，骨髄では巨核球が著明に増加している．

②白血球や赤血球も増加していることがあるが，増加していても血小板の増加ほどには著明ではない．半数の症例は無症状で，血液所見以外では頭痛，出血症状，血栓症状，脾腫が認められることが多い．

③半数に*JAK2V617F*変異遺伝子がみつかっているが，本症が単一の疾患であるかどうかは確定していない．

慢性骨髄単球性白血病(chronic myelomonocytic leukemia；CMML)

1．概念

①慢性骨髄単球性白血病（CMML）は持続的な単球増加と骨髄系細胞の異形成を特徴とする，造血幹細胞由来のクローン性骨髄系造血器腫瘍である．

②FAB分類ではMDSに分類されていたが，WHO分類では骨髄異形成/骨髄増殖性腫瘍の一つとして分類されている．

2．診断

単球の増加がCMML診断の指標となり，3カ月以上持続して末梢血の単球が1,000/μLを超え，単球比率が10%以上を示す．

D　骨髄異形成症候群 (myelodysplastic syndrome；MDS)

1．概念

①骨髄異形成症候群（MDS）は腫瘍細胞が不死化するのが特徴であり，骨髄における無効造血，急性白血病転化のリスクを特徴とする．臨床症状はほとんどなく，高齢者の治療抵抗性貧血で指摘されることが多い．

②末梢血の単一あるいは複数系統の血球減少，末梢血・骨髄中の芽球比率，形態学的異形成，鉄芽球比率，染色体異常などから分類される（**表10-5**）．

2．診断

形態学的異形成としては，好中球顆粒の減少，偽ペルゲル核異常，好中球アルカリホスファターゼ・ペルオキシダーゼ陰性化，環状鉄芽球，巨赤芽球，多核赤芽球，微小巨核球，巨大血小板などがみられる．

表10-5　骨髄異形成症候群のWHO分類（2016改訂版抜粋）

病型	異形成系統数	末梢血中の芽球の割合	骨髄中の芽球の割合	特徴
単一血球系統の異形成を伴う骨髄異形成症候群（MDS-SLD）	1	<1%	<5%	Auer小体（−）
環状鉄芽球を伴う骨髄異形成症候群（MDS-RS）				
単一血球系統の異形成を伴うMDS-RS（MDS-RS-SLD）	1	<1%	<5%	環状鉄芽球>15%,Auer小体（−）
多血球系統の異形成を伴うMDS-RS（MDS-RS-MLD）	2または3	<1%	<5%	環状鉄芽球>15%,Auer小体（−）
多血球系統の異形成を伴う骨髄異形成症候群（MDS-MLD）	2または3	<1%	<5%	Auer小体（−）
芽球増加を伴う骨髄異形成症候群（MDS-EB）				
MDS-EB-1	0〜3	2〜4%	5〜9%	Auer小体（−）
MDS-EB-2	0〜3	5〜19%	10〜19%	Auer小体（+）
5q-染色体異常を有する骨髄異形成症候群	1〜3	<1%	<5%	5番染色体に5q-異常，Auer小体（−）
MDS，分類不能型（MDS-U）	1〜3	1%	<5%	Auer小体（−）
末梢血の芽球1%を伴うMDS-U	1〜3	1%	<5%	Auer小体（−），末梢血の芽球1%は2回以上の検査で確認
単一血球系統の異形成と汎血球減少を伴うMDS-U	1	<1%	<5%	Auer小体（−）
細胞遺伝学的異常の定義に基づくMDS-U	0	<1%	<5%	Auer小体（−），MDSと診断可能な染色体異常

暫定病型

小児不応性血球減少症（RCC）	1〜3	<2%	<5%	

E　慢性リンパ性白血病および類縁疾患

1　慢性リンパ性白血病（chronic lymphocytic leukemia；CLL）

1．概念

①慢性リンパ性白血病（CLL）は，欧米では白血病のなかで発症頻度が最も高いが，日本での発症は非常に少ない．

②白血球数が数万/μL以上で，小型で細胞質が乏しい成熟Bリンパ球が主体の慢性白血病である．

2．診断

①増加するリンパ球はCD5，CD19，CD20陽性のBリンパ球で，血液や骨髄，脾臓，肝臓，リンパ節などで増殖する．

②全身のリンパ節腫脹を認め，進行する貧血や血小板減少を伴う．

③低γ-グロブリン血症を示し，細胞性免疫不全状態のため感染症を併発しやすい．

2　ヘアリー細胞白血病（hairy cell leukemia；HCL）

1．概念

ヘアリー細胞白血病（HCL）はCLLの亜型で，有毛とよばれる細胞質突起をもつBリンパ球の増殖を主体とする．

2．診断

細胞は酒石酸抵抗性酸ホスファターゼ陽性であり，脾腫を認める．

細胞表面抗原による細胞の分化過程検索および白血病診断への応用

造血細胞は，細胞系列 (lineage) ごとに特有の表面抗原をもち (表)，さらに分化段階により細胞表面抗原の発現が変化してくる．一例としてBリンパ球の分化による細胞表面抗原の変化を図に示す．細胞表面抗原の多くは世界的に共通のCD (cluster of differentiation) 番号が付され，分類・整理されており，白血病の分類 (病型決定) に使われている (表)．白血病の細胞表面抗原検索には，蛍光色素で標識した特異的モノクローナル抗体を用いて高感度で特異的に細胞表面抗原を検索するフローサイトメトリ法が汎用されている．フローサイトメトリ法は，白血病の診断や治療後の微小残存病変 (MRD) の検出などに欠くことのできない検査法となっている．

急性白血病の分類に用いられる細胞表面抗原

未分化細胞	骨髄系	単球系	赤芽球系	巨核球系	B細胞系	T細胞系	NK細胞系
CD34	CD13	CD11c	CD235a	CD41	CD10	CD2	CD56
HLA-DR	CD33	CD14	(glyco-	CD42b	CD19	CD3	CD57
TdT	CD117	CD15	phorin A)	CD61	CD20	CD4	
CD45	細胞質MPO				CD22	CD5	
					Ig-κ	CD7	
					Ig-λ	CD8	

HLA-DR：human leukocyte antigen (ヒト白血球型抗原)，TdT：terminal deoxynucleotidyl transferase，MPO：myeloperoxidase.

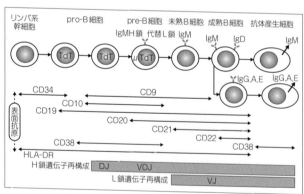

Bリンパ球の分化過程と表面抗原の変化

(米山彰子：フローサイトメトリーによる細胞抗原検査．スタンダード検査血液学 (日本検査血液学会編)．第3版，195，医歯薬出版，2014)

F　骨髄腫および類縁疾患

学習の目標

□ 多発性骨髄腫　　　　　　　　□ 原発性マクログロブリン
　　　　　　　　　　　　　　　　　血症

多発性骨髄腫

1．概念

①多発性骨髄腫は形質細胞が白血化し（骨髄腫細胞），骨髄中で増殖する疾患．

②特徴的な単クローン性高γグロブリン血症（M蛋白血症）を示す．

2．診断

①骨痛（時に病的骨折），正球性正色素性貧血，出血傾向，易感染性などの症状がみられる．

②産生されるM蛋白の種類によって，IgG型，IgA型，IgD型，ベンスジョーンズ型（軽鎖）に分けられ，それぞれ特有のM蛋白が血清・尿中に増加する．

③その他に，塗抹標本中に赤血球連銭形成，赤血球沈降速度の亢進，血清Ca値上昇，骨X線で溶骨性病変の骨打ち抜き像や骨折が認められる．通常無症状で検査で血液または尿にM蛋白が偶然検出される意義不明の単クローン性免疫グロブリン血症（MGUS）との鑑別が必要である．また，末梢血中に骨髄腫細胞を20％以上認めるものを形質細胞性白血病とよぶ．

② 原発性マクログロブリン血症

1．概念

　原発性マクログロブリン血症は多発性骨髄腫の一病態で，WHO 分類（2008年）によれば，小型のBリンパ球，形質細胞への分化傾向にあるリンパ球および形質細胞が混在したリンパ系腫瘍と定義される．IgM 型M蛋白の有無は問わないとするが，一般的にはIgM 型M 蛋白血症を呈するワルデンストレーム・マクログロブリン血症を指す．

2．診断

　①血中IgMが増加するため，リンパ節腫大，肝・脾腫，過粘稠度症候群（眼底・視力異常，神経症状，狭心症，出血傾向）などが進行する．

　②末梢血で正球性正色素性貧血，赤血球連銭形成，赤血球沈降速度の亢進，リンパ球様の細胞の増加がみられるが，骨病変は少ない．

G 悪性リンパ腫

学習の目標
□ 非Hodgkinリンパ腫（NHL）　　　□ Hodgkinリンパ腫（HL）

①悪性リンパ腫は，リンパ球を中心とした免疫系の細胞が腫瘍増殖をきたし，リンパ節，脾臓，扁桃などが腫大する疾患で，ホジキンリンパ腫（HL）と非ホジキンリンパ腫（NHL）に大別される．

②診断的には組織学的な所見が重要であり，両者は臨床症状も異なる．

非Hodgkinリンパ腫（non-Hodgkin lymphoma；NHL）

①非Hodgkinリンパ腫（NHL）は無痛性のリンパ節腫脹が多発し，多くの異なるサブタイプがある．それらはB細胞リンパ腫またはT細胞リンパ腫のいずれかに分類され，Hodgkinリンパ腫よりはるかに予測がむずかしく，予後は組織型，病期，治療法に依存する．

②白血化しないかぎり末梢血リンパ球（特にT細胞）が減少し，血清免疫グロブリンが低下することが多い．

Hodgkinリンパ腫（Hodgkin lymphoma；HL）

①Hodgkinリンパ腫（HL）は，リンパ節を原発とする悪性リンパ腫で，病理検査で2核～数核の巨細胞（リード・シュテルンベルグ細胞）と単核のホジキン細胞がみられるのが特徴である．

②軽度の貧血，赤沈の亢進，リンパ球数の増加，血清LD上昇を示す．

③わが国では発症頻度は低く，悪性リンパ腫の約10％程度を占める．

H その他

1 成人T細胞白血病/リンパ腫（adult T-cell leukemia/lymphoma；ATLL）

1．概念

①成人T細胞白血病（ATL）は，HTLV-1（human T-lymphotropic virus type-1）ウイルスが白血球中のT細胞に感染し，感染により白血化したT細胞（ATL細胞）が無制限に増殖することで発症する疾患である．

②HTLV-1の感染経路は，母乳による母子感染，輸血，性交による感染である．

③HTLV-1感染によるATLの発症率はおよそ1～5％であり，また感染から発症までにおよそ30～50年かかる．

④成人好発性，地域好発症性（日本では西南地方）．

2．診断

①ATLは，核部分が花びらのような形をしたATL細胞〔花細胞（flower cell）〕の出現が特徴的である．ATL細胞は種々の臓器に浸潤するため，リンパ節腫脹，皮疹，神経症状などを示す．

②ATL細胞はCD4陽性T細胞の性質を示し，抗HTLV-1抗体陽性，HTLV-1プロウイルス陽性を認める．

③高LD血症，高カルシウム血症，日和見感染症などが高率に出現する．

② 大顆粒リンパ球性白血病(large granular lymphocytic leukemia；LGL)

①大顆粒リンパ球は，細胞質に大型の赤いアズール顆粒をもった細胞で，NK細胞および活性化した細胞傷害性T細胞である．

②大顆粒リンパ球性白血病(LGL)は，これら細胞が単クローン性に増殖する悪性腫瘍の総称である．

 造血器腫瘍における染色体異常と遺伝子変異

白血病は，診療や予後予測のために染色体分析がもっとも活用されてきた疾患である．WHO分類では，特徴的な染色体異常をもつ急性白血病が独立した病型になっている．染色体・遺伝子に異常がみられないものは形態を中心に分類されるが，染色体および遺伝子解析技術の進歩により新知見が集まれば，特異的異常をもつ独立した病型がさらに増えるであろう．

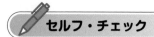

セルフ・チェック

A 次の文章で正しいものに〇，誤っているものに×をつけよ.

	〇	×
1. FAB分類には遺伝子検査が必須である.	☐	☐
2. WHO分類では白血病は芽球の比率が30％以上である.	☐	☐
3. 急性前骨髄球性白血病細胞はDICをしばしば合併する.	☐	☐
4. 急性骨髄単球性白血病のうちM4Eoについてはinv (16) (p13.1;q22) を示すものが多い.	☐	☐
5. 急性単球性白血病ではレチノイン酸レセプターが異常になる.	☐	☐
6. 赤白血病ではPAS陽性の赤芽球が出現することがある.	☐	☐
7. 急性巨核芽球性白血病の芽球は血小板性POD陽性である.	☐	☐
8. 急性リンパ性白血病の芽球は好中球性PODが陰性である.	☐	☐
9. 慢性骨髄性白血病は白血病裂孔がみられる.	☐	☐
10. 真性赤血球増加症は赤芽球系のみが増加する.	☐	☐
11. 原発性骨髄線維症は骨髄穿刺がむずかしく，骨髄生検が必要である.	☐	☐
12. 本態性血小板血症では血栓を認めない.	☐	☐
13. 慢性骨髄単球性白血病は長期的に末梢血の単球が1,000/μLを超える.	☐	☐
14. 骨髄異形成症候群は各系統の細胞に異形成を認める.	☐	☐
15. 慢性リンパ性白血病は成熟Tリンパ球が主体である.	☐	☐
16. 多発性骨髄腫は末梢血塗抹標本に赤血球凝集がみられる.	☐	☐
17. 原発性マクログロブリン血症はIgM型の免疫グロブリンが増加する.	☐	☐

A 1-×（形態，特殊染色，細胞表面抗原），2-×（20％以上），3-〇，4-〇，5-×（レチノイン酸レセプターはAPLで異常になる），6-〇（6章のCを参照），7-〇（6章のCを参照），8-〇（6章のCを参照），9-×（各成熟段階の細胞が出現，白血病裂孔なし），10-×（白血球，血小板系細胞も増加する），11-〇，12-×（認めることが多い），13-〇，14-〇，15-×（成熟Bリンパ球），16-×（赤血球連銭形成がみられる），17-〇

18. 日本ではHodgkinリンパ腫と比較して非Hodgkinリンパ
腫が多い. □ □
19. 成人T細胞白血病は日本では西南地方に患者が多い. □ □
20. 骨髄異形成症候群にはAuer小体は認められない. □ □

B

1. 骨髄穿刺液のWright-Giemsa染色標本に写真の細胞が多数みられた. この患者はDICを併発していた. 染色体異常として正しいのはどれか.

□ ① t(15;17)
□ ② t(8;14)
□ ③ t(9;22)
□ ④ t(8;21)
□ ⑤ t(14;18)

2. 真性赤血球増加症（PV）で**誤っている**のはどれか.
□ ① エリスロポエチン増加
□ ② ヘモグロビン高値
□ ③ 白血球数増加
□ ④ 血小板数増加
□ ⑤ *JAK2*遺伝子異常

A 18-○, 19-○, 20-×（MDS-EB-2には認められる）
B 1-①（写真は急性前骨髄球性白血病に出現したファゴット細胞. 9章のCも参照）, 2-①（PVはエリスロポエチン低値）

3. 21歳の男性. 発熱(39℃)が続き, 咽頭痛と頸部リンパ節腫脹
で来院した.
肝機能検査は中程度の異常値であった. 白血球が増加し, 末
梢血標本に写真の細胞が多数みられた.
考えられる疾患はどれか.

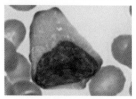

- □ ① 多発性骨髄腫
- □ ② 伝染性単核球症
- □ ③ 有毛細胞性白血病
- □ ④ 慢性リンパ性白血病
- □ ⑤ 成人T細胞白血病

B 3-②(写真はウイルス感染時に出現する異型リンパ球. 9章のDも参照.
①多発性骨髄腫細胞は核が細胞内で偏在し, 核の周囲に核周明庭がみられる.
問題5の写真の細胞. ③有毛細胞性白血病の細胞は成熟した小型リンパ球で細
胞質に毛髪状の突起がある. ④慢性リンパ性白血病の細胞は成熟した小型リン
パ球. ⑤成人T細胞白血病細胞は問題4の写真の細胞(flower cell))

4. 採血直後に作製した末梢血標本の Wright-Giemsa 染色標本に
写真の細胞が多数みられた.
診断名は成人 T 細胞白血病 (ATL) と推測されるが, この患者に
みられない検査結果・所見はどれか.

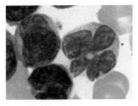

□ ① 母子感染
□ ② CD4 陽性細胞
□ ③ 低カルシウム血症
□ ④ 日本の西南部 (九州・沖縄地方) に多く発症
□ ⑤ 抗 HTLV-1 抗体陽性

B 4-③ (ATL ではしばしば高 LD 血症, 高カルシウム血症, 日和見感染など
がみられる. 写真は ATL に特有の花弁状細胞:flower cell)

5 . 56歳の女性．主訴は腰痛で，尿蛋白陽性，末梢血検査ではHb
　　8.5g/dL，白血球数4.6×10^3/μL，血小板数164×10^3/μL
　　で，骨髄中に写真に示すような細胞が42％に認められた．
　　考えられる疾患はどれか．

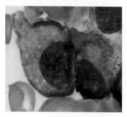

　　□　① 急性骨髄性白血病
　　□　② 再生不良性貧血
　　□　③ 多発性骨髄腫
　　□　④ 悪性貧血
　　□　⑤ 急性リンパ性白血病

6 . 慢性骨髄性白血病（CML）の検査所見で**誤っている**のはどれか．
　　□　① 血小板数増加
　　□　② 好塩基球増加
　　□　③ 各種成熟段階好中球著増
　　□　④ *BCR-ABL1*融合遺伝子陽性
　　□　⑤ 好中球アルカリホスファターゼ活性（NAPスコア）高値

B　5-③（写真は腫瘍化した形質細胞．①急性骨髄性白血病と⑤急性リンパ性
白血病の細胞はN/C（核-細胞質）比が高く幼若な核をもつが，写真の細胞はN/
C比が低い．②再生不良性貧血と④悪性貧血は白血病ではないので，未熟な細
胞がいくつも同視野に出現しない），6-⑤（NAPスコア低値）

11　血栓・止血系の疾患の検査結果の評価

A　血小板減少

> **学習の目標**
> □ 偽性血小板減少
> □ 特発性血小板減少性紫斑病または一次性免疫性血小板減少症（ITP）
> □ 血栓性血小板減少性紫斑病（TTP）
> □ 溶血性尿毒症症候群（HUS）
> □ ヘパリン起因性血小板減少症（HIT）
> □ 続発性血小板減少

偽性血小板減少

①抗凝固剤添加，巨大血小板，寒冷凝集素の存在下で，血小板数が実際よりも少なく算定される現象を指す.

②血球算定目的でEDTA塩が抗凝固剤として用いられているが，臨床的には，EDTAによる血小板凝集や白血球の周囲に血小板が付着する血小板衛星現象などで偽性血小板減少が問題になることが多い.

③血小板減少を指摘されて来院した患者で出血傾向がみられない場合には，まず偽性血小板減少を疑うべきである. 血小板数を正確に測定するには，抗凝固剤なしで採血後，ただちに目視法で測定する，もしくは，ヘパリンやクエン酸塩などの抗凝固剤を使用して測定を行う.

特発性血小板減少性紫斑病〔idiopathic thrombocytopenic purpuraまたは一次性免疫性血小板減少症（primary immune thrombocytopenia）；ITP〕（表11-1）

1．概念

①血小板膜表面の接着蛋白レセプターであるGPIIb/IIIaやGPIb/IX/

表11-1　血小板減少の特徴

	特発性血小板減少性紫斑病 (ITP)	血栓性血小板減少性紫斑病 (TTP)	溶血性尿毒症候群 (HUS)	播種性血管内凝固 (DIC)
好発対象	急性型と慢性型. 急性型は小児に多く, 慢性型は女性や高齢者に多い	新生児から老人までと幅広い	乳幼児と高齢者	悪性腫瘍, 感染症などの基礎疾患のある患者
原因	血小板膜糖蛋白に対する自己抗体	VWF切断酵素 (ADAMST13) の欠損や活性著減	腸管出血性大腸菌などが産生するベロ毒素	組織因子の血管内への流入など
症状	血小板減少	血小板減少, 溶血性貧血, 腎機能障害, 発熱, 精神神経障害の5徴候	血小板減少, 溶血性貧血, 急性腎機能障害の3徴候	血小板減少, 凝固と線溶の亢進, さまざまな出血症状と血栓症状を呈する
凝固・生化学検査	凝固 (PT, APTT) 正常, 血小板関連免疫グロブリン高値	凝固 (PT, APTT) 正常, ADAMST13低下, LD・間接ビリルビン高値, ハプトグロビン高値	凝固 (PT, APTT) 正常, 血清クレアチニン高値, LD・間接ビリルビン高値, ハプトグロビン低値	凝固 (PT, APTT) 延長, FDP・D-ダイマー高値
末梢血・骨髄検査	骨髄巨核球が正常～増加	末梢血に破砕赤血球増加	末梢血に破砕赤血球増加	末梢血に破砕赤血球増加
治療	副腎皮質ステロイド投与, 摘脾, H. pylori陽性の場合は除菌療法	血漿交換療法	急性腎不全に対する支持療法	ヘパリン投与, AT補充

Ｖなどに対する自己抗体が血小板と結合し, 血小板が主として脾臓でマクロファージに貪食・破壊されるために血小板減少と出血症状をきたす自己免疫疾患である.

②ITPは急性型と慢性型に分けられる.
・急性型：小児に多く, ウイルス感染後などに発症し急激な経過をとるが, 発症後6カ月以内に自然寛解する.
・慢性型：女性や高齢者に多く, 寛解と増悪を繰り返す.

③二次性ITPの一種として *Helicobacter pylori* 感染によって起こることも多く, この場合は, *H. pylori* 除菌療法によって, 約50％の患者において血小板数が回復する.

2．診断

①症状：点状出血，鼻出血，歯肉出血など．

②血液検査：血小板減少，出血時間延長，PT・APTTは正常，赤血球・白血球数は正常．

③血小板関連免疫グロブリンG（PAIgG）陽性で，骨髄の巨核球数は正常～増加する．

3．治療

①一般的に，血小板数が2～3万/μL以下の場合に治療を行う．

②5万/μL以下でも出血症状が強い患者は治療の対象．

③副腎皮質ステロイドによる免疫抑制療法や摘脾を行う．

 # 血栓性血小板減少性紫斑病（thrombotic thrombocytopenic purpura；TTP）（表11-1）

1．概念

①von Willebrand因子（VWF）分解酵素ADAMTS13の活性異常によりVWFが切断されず，血小板凝集活性の強い超高分子量VWFマルチマーが血漿中に出現するため，血小板血栓形成が過剰促進する疾患．

②消耗性血小板減少，細血管障害性溶血性貧血，腎機能障害，発熱，動揺性精神神経障害の5徴候が特徴的．

2．診断

血小板減少と貧血を認め，末梢血に破砕赤血球が出現する．

 # 溶血性尿毒症症候群（hemolytic uremic syndrome；HUS）（表11-1）

①腸管出血性大腸菌（O157など）や赤痢菌に感染した際，菌が産生するベロ毒素が腎臓の毛細血管内皮細胞を破壊してそこを通過する赤血球を破壊することで溶血が生じ，同時に急性腎不全が起きる疾患．

②乳幼児と高齢者に多く，腎障害の程度は強いが精神神経障害は軽い．細血管障害性溶血性貧血，血小板減少による出血傾向，腎障害（腎不全）の3徴候が特徴である．

③乳幼児と高齢者が罹患しやすいが，成人でも発症する．

④末梢血に破砕赤血球が出現する.

5 ヘパリン起因性血小板減少症 (heparin-induced thrombocytopenia；HIT)

①抗血栓薬/抗凝固剤として広く用いられているヘパリンの重大な副作用である.

②免疫機序を介して血小板減少や血栓塞栓症を引き起こし,適切な治療が行われない場合には,生命をも脅かす重篤な病態を示す.

6 続発性血小板減少

①何らかの病気が原因となって血小板減少が起こったもので,急性白血病,再生不良性貧血,骨髄転移などでは骨髄巨核球数が減少し,血小板産生が低下する.

②血小板の無効造血がみられる巨赤芽球性貧血では,巨核球の変動はない.

③全身性エリテマトーデス (SLE),播種性血管内凝固 (DIC) など血小板崩壊の亢進時,脾機能亢進症では巨核球が増加する.

ADAMTS13

2001年に発見されたADAMTS13 (a disintegrin-like and metalloproteinase with thrombospondin type 1 motifs 13) はVWFを特異的に切断する酵素で,主として肝臓で産生される. ADAMTS13の活性が減少もしくは欠損すると,非常に大きなVWF重合体が血液中に存在し,血管内での血小板血栓産生亢進から微小循環障害を生じ,血栓性血小板減少性紫斑病 (TTP) を発症する.

ADAMTS13活性が著減する原因として,ADAMTS13遺伝子異常による先天性TTPとADAMTS13に対する自己抗体による後天性TTPが知られている.

B　血小板増加

学習の目標
- ☐ 本態性血小板血症
- ☐ 二次性血小板増加

本態性血小板血症

　骨髄巨核球の腫瘍性増殖により著しい血小板増多をきたし，出血傾向および血栓塞栓症状を呈する骨髄増殖性腫瘍の1型である．
（10章の「C-4 本態性血小板血症（ET）」を参照.）

二次性血小板増加

①基礎疾患に伴い血小板が増加するが，血小板数100万/μL以下で一過性のことが多い．基礎疾患の治療により軽快する．

②赤血球産生亢進時（急性出血後，溶血性貧血，心疾患など）に起こる．また，重症の外傷，手術後，妊娠，悪性腫瘍，慢性炎症，感染症，Crohn（クローン）病，慢性関節リウマチなどでも起こる．

血栓性血小板減少性紫斑病（TTP）および溶血性尿毒症症候群（HUS）における臨床症状の違い

TTPはADAMTS13活性の低下，HUSは大腸菌などが産生するベロ（vero）毒素が原因で，血小板減少，溶血性貧血，腎機能障害の3徴候を伴う急性の劇症疾患である．その他の症状として，発熱と意識レベルの変化（動揺性精神神経症状：頭痛，意識障害，錯乱，麻痺，失語，知覚障害，視力障害，痙攣など）がみられることがある．一般的にTTPは精神神経症状の出現頻度が高く，HUSはTTPよりも腎機能障害の程度が強いといわれているが，臨床上ではTTPとHUSの鑑別はしばしば困難であるといわれている．

C 血小板機能異常

学習の目標
- ☐ 先天性血小板機能異常症
- ☐ 後天性血小板機能異常

①血小板機能異常は，血小板数は正常であるが，機能に異常がある ために出血傾向を呈する疾患で，先天性と後天性に分類される．

- 先天性血小板機能異常症：原因別に①血小板膜表面の異常〔血小板無力症，Bernard-Soulier（ベルナール・スーリエ）症候群〕，②顆粒の減少または放出反応の異常〔storage pool（ストレージ・プール）病〕，③血小板の活性化シグナル伝達に関与する酵素の異常，④その他に分類される（**表11-2**）．
- 後天性血小板機能異常：後述．

②止血は，血小板，血管壁，血液凝固因子が相互に働いて完成する．血小板は一次止血に中心的役割を果たすため，血小板機能異常では出血時間の延長がみられる．

表11-2 先天性血小板機能異常症

		血小板無力症	Bernard-Soulier 症候群	storage pool 病
原因		フィブリノゲンレセプターであるGPIIb/IIIaの欠損や分子異常	VWFレセプター（GPIb/IX/V）の欠損ないし分子異常	顆粒の欠損や顆粒内容物の放出異常
血小板の形態・数		正常	巨大血小板あり，減少	正常
出血時間		延長	延長	延長
血小板粘着能		正常	低下	正常
血小板凝集能	ADP	低下	正常	二次凝集低下
	コラーゲン	低下	正常	低下
	リストセチン	正常	低下	正常
APTT，PT		正常	正常	正常
遺伝形式		常染色体潜性（劣性）	常染色体潜性（劣性）	常染色体潜性（劣性）

先天性血小板機能異常症（表11-2）

①血小板無力症（Glanzmann's thrombasthenia）：フィブリノゲンレセプターであるGPIIb/IIIaの減少または機能異常により血小板凝集が障害される，常染色体潜性（劣性）遺伝疾患である．

血小板数と形態は正常であるが，血餅収縮，アデノシンニリン酸（ADP）凝集，コラーゲン凝集を起こさない．

②Bernard-Soulier症候群：先天的なVWFレセプター（GPIb/IX/V）の欠損ないし異常により，血小板減少，巨大血小板，血小板の血管内皮下組織への粘着が障害される常染色体潜性（劣性）遺伝疾患．出血時間延長，リストセチン凝集欠如を特徴とする．

③storage pool病：ADPやコラーゲン刺激により顆粒内物質が放出されないため，血小板二次凝集が起きない．

 後天性血小板機能異常

①後天性血小板機能異常はよくみられ，アスピリン，その他の薬剤〔非ステロイド性抗炎症薬（NSAIDs），抗生物質，心血管薬，抗血小板薬など〕により血小板の機能が抑制されることで発症する．

②全身性疾患では薬剤性のほかに血液疾患，肝疾患，慢性腎不全，人工心肺などにより発症する場合がある．

③尿毒症，骨髄増殖性腫瘍，骨髄異形成症候群（MDS），M蛋白血症，肝疾患，薬剤投与などにより発症する．

D 血小板形態異常

学習の目標
□ 血小板形態異常　　　　　　　□ May-Hegglin 異常

①大きさの異常：赤血球の直径（8 μm）よりも大きい血小板を巨大血小板とよび，先天性疾患のMay-Hegglin（メイ・ヘグリン）異常やBernard-Soulier症候群で高率に出現する．後天性では骨髄の血小板産生が亢進しているときに大型の血小板が出現する．

②顆粒の過多，分布状態の異常：先天性ではα顆粒が乏しいstorage pool病などで灰色血小板が出現する．後天性では骨髄増殖性腫瘍や骨髄異形成症候群で顆粒減少や分布異常がみられる．

③May-Hegglin異常：先天性血小板減少症の一つであり，*MYH9*遺伝子変異に起因することが明らかとなった．末梢血塗抹標本像で，巨大血小板や細胞質内に異常な封入体（デーレ様小体）を伴う好中球が出現する．

E　先天性出血性疾患

学習の目標

☐ 血友病 ☐ von Willebrand病（VWD）

 血友病

1．概念

①血友病は代表的な先天性出血性疾患である．X染色体上の血液凝固第Ⅷ因子遺伝子あるいは第Ⅸ因子遺伝子の種々の変異（遺伝子の欠損，挿入，点変異など）により，第Ⅷ因子または第Ⅸ因子の活性が先天的に欠乏している．第Ⅷ因子の欠乏を血友病A，第Ⅸ因子の欠乏を血友病Bという．

②血友病A：第Ⅷ因子の欠損，低下に基づく伴性潜性（劣性）遺伝の出血性疾患で，ほとんどの患者は男性である．突然変異による場合は家族歴を有さない．

重症度は第Ⅷ因子活性測定値と相関しており，重症（＜1％），中等症（1〜5％），軽症（＞5％）に分類される．

いったん出血すると凝固が遅れて止血に時間がかかり，重度の欠乏症では関節の中や筋肉での深部出血が多く，肢体不自由になりやすい．

③血友病B：第Ⅸ因子の欠損，低下に基づく伴性潜性（劣性）遺伝の出血性疾患で，ほとんどの患者は男性である．

重症度は第Ⅸ因子活性測定値と相関する．血友病の発生比はA：B＝約5：1である．

2．診断

血小板数正常，血小板機能正常，出血時間正常，PT正常，APTT延長．

3．治療

補充療法として，

①血友病A：第Ⅷ因子製剤投与．

②血友病B：第Ⅸ因子製剤投与．

2 von Willebrand病（VWD）

1．概念

①von Willebrand病（VWD）は，止血因子の一つであるVWFの量
的，質的異常が原因となって起こる常染色体遺伝性の出血疾患.
（VWFについては3章の「D-3 von Willebrand因子」を参照.）

②VWFは血管損傷部位において血小板を内皮下結合組織へ粘着さ
せる機能を有し，一次止血においてきわめて重要な役割を果たす.

③VWFは大小さまざまなマルチマー（多量体）として存在しており，
高分子量のマルチマーほど止血能が高い．またVWFは血液凝固
第Ⅷ因子と結合し血漿中の第Ⅷ因子を安定化させる機能も有する
ため，本症では二次的に第Ⅷ因子活性も低下する.

④病態は多様で，量的減少症の1型，質的異常症の2型，完全欠損
症の3型に分類され，2型にはさらに2A，2B，2M，2Nの4亜型
が存在する．基本的病態は，VWFの異常に基づく血小板粘着お
よび凝集障害と第Ⅷ因子活性低下である.

⑤症状は幼少期より出血症状がみられ，紫斑，鼻出血，歯肉出血，
粘膜出血などの表在性の出血がみられる．3型は重症で，第Ⅷ因
子の活性が低下することから血友病様の症状が出現する.

2．診断

出血症状あり，血小板数正常，APTT延長，PT正常，VWF抗原低
下，VWF活性低下，リストセチン凝集能低下.

3．治療

VWF含有第Ⅷ因子製剤投与，1型では酢酸デスモプレシン投与.

F　後天性凝固異常

学習の目標

- □ 播種性血管内凝固(DIC)
- □ 後天性血友病
- □ 重症肝障害
- □ 凝固因子インヒビター
- □ ビタミンK欠乏症

1 播種性血管内凝固(disseminated intravascular coagulation；DIC)(図11-1)

1．概念

①播種性血管内凝固(DIC)は，種々の基礎疾患を有し，本来は出血箇所のみで生じる血液凝固反応が全身の血管内で起こり，無秩序

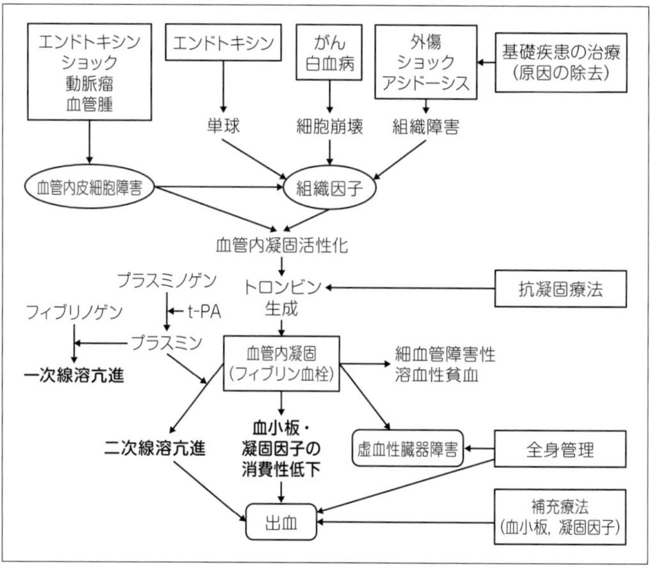

図11-1　DICの病態と治療

(高橋芳右：DICと集中治療 DIC治療の新しい考え方．集中治療，8(12)：1328～1336，1996を改変)

に微小血栓が生じる疾患である．凝固活性化とともに線溶活性化もみられ，凝固・線溶系因子，血小板が消費されるため，出血症状が出現するとともに血栓による循環障害で臓器障害をきたす．

②線溶抑制型DICを起こす敗血症では，細菌由来エンドトキシンにより組織因子（TF）産生が亢進し，かつ血管内皮細胞からPAI-1が放出されるため，線溶が抑制される．

③線溶亢進型DICを起こす急性前骨髄球性白血病（APL）や腹部大動脈瘤では，組織から産生されたTFの作用以上にt-PAにより活性化されたプラスミンが線溶を過剰亢進させる．

④程度の差はあっても凝固と線溶が亢進し，さまざまな出血症状と血栓症状を呈するのがDICの病態である．

⑤基礎疾患は感染症，悪性腫瘍，白血病，産科的疾患，血管内溶血，広範な組織損傷などであり，早期診断と早期治療が求められる重篤な状態で，治療が遅れれば死に至ることも少なくない．

2．診断

①症状や検査所見は基礎疾患や病態により異なるが，
・血小板の消費→血小板減少．
・凝固因子の活性化・消費→APTT延長，PT延長，アンチトロンビン減少，TAT上昇．
・微小血栓形成→フィブリノゲン減少，破砕赤血球出現．
・二次線溶亢進→FDP増加，D-ダイマー増加，プラスミノゲン減少，PIC増加．
　を認める．

②ただし，基礎疾患が感染症などの場合，フィブリノゲンは炎症反応による増加と微小血栓形成による消費がそれぞれ相殺されて，減少しないこともある．

3．治療

①線溶抑制型DIC：ヘパリン，アンチトロンビン製剤，トロンボモジュリン製剤．
②線溶亢進型DIC：合成プロテアーゼ阻害薬．

2 重症肝障害

1．概念

　ビタミンK依存性凝固因子〔プロトロンビン（第II），第VII，IX，X因子〕をはじめとする凝固因子のほとんどが肝臓で合成されるため，肝炎，肝硬変，閉塞性黄疸では凝固因子産生が低下し，出血傾向をきたすことがある．

2．診断

　①症状：消化管出血（嘔吐，下血）が多い．肝硬変では脾腫のため，同時に血小板も減少していることが多い．

　②生化学検査：重症の肝機能障害による AST・ビリルビンなどの上昇，凝固因子の低下による PT延長，APTT延長．重症肝疾患の場合には凝血塊の分解産物が処理されないので，FDP や D-ダイマーなどのフィブリン分解産物が上昇する．また，PIVKA（protein induced in vitamin K absence or antagonist）が産生される．

3 ビタミンK欠乏症

1．概念

　①ビタミンK欠乏症は，新生児，乳児でみられるほか，成人では経静脈栄養，抗菌薬投与，胆汁うっ滞の際にしばしばみられる．

　②ビタミンK依存性凝固因子〔プロトロンビン（第II），第VII，IX，X因子〕，凝固制御因子（プロテインC，プロテインS）の産生が低下するため，消化管出血を主体とする出血傾向をきたすことがある．

　③ビタミンK欠乏により，肝臓での凝固因子合成の最終段階でγ-カルボキシ化が阻害され，凝固因子は Gla（γ-carboxyglutamic acid）を欠いた PIVKA の状態になる．

2．診断

　PT延長，APTT延長，PIVKA-IIが上昇する．

4 後天性血友病/凝固因子インヒビター

1．概念

①凝固因子インヒビターは，膠原病や悪性貧血，分娩などをきっかけとして，特定の凝固因子の活性を抑制する自己抗体であり，しばしば突然の重篤な出血症状を起こす．

②後天性凝固因子インヒビター陽性患者の多くには，凝固第Ⅷ因子に対する自己抗体（インヒビター）の出現がみられる．第Ⅷ因子に対する自己抗体が産生される自己免疫疾患を後天性血友病Aという．

③凝固因子補充療法を行った先天性血友病患者の場合，製剤中の凝固因子を外来異物と認識してこれに対する抗体（同種抗体）を産生することがある．その際は補充療法が無効になる．

④出血傾向の既往がなく，肝疾患，ビタミンK欠乏など凝固因子を低下させる基礎疾患がない患者が出血傾向を示し，PTまたはAPTT延長を示すことでみつかることが多い．

2．診断

クロスミキシング試験を行い，そのパターンから原因が凝固因子欠乏によるものかインヒビターの存在によるものかを推測する．（7章の「C-7 凝固因子インヒビター」を参照．）

肝細胞がんの腫瘍マーカーとしてのα-フェトプロテイン（α-fetoprotein；AFP）と PIVKA-Ⅱ

AFPは胎児の肝臓および卵黄嚢で産生される胎生期特有の血清蛋白で，出生時には15～30μg/mLと高値だが，出生後は減少し1歳未満で成人値に落ち着く．しかし，肝細胞がんになると再び AFP の産生が活発化し濃度が上昇するため，肝細胞がんの腫瘍マーカーとして活用されている．一方，PIVKAは，肝臓で産生されるビタミンK依存性凝固因子（第Ⅱ，Ⅶ，Ⅸ，Ⅹ因子）がビタミンK欠乏またはビタミンK拮抗薬の投与によって生じる異常な血液凝固因子の総称である．そのうち，第Ⅱ因子（プロトロンビン）の生合成不全によるものをPIVKA-Ⅱとよぶ．PIVKA-Ⅱは肝細胞がんの50～60％で陽性を示し，特異度が94％と非常に高いのが特徴であるが，注意点としてビタミンK欠乏状態で上昇することがあげられる．肝細胞がん症例でAFPとPIVKA-Ⅱは必ずしも相関しないが，両者を測定することで感度上昇が期待できるため，お互いを補完する腫瘍マーカーとして活用されている．

G　線溶異常

□ 先天性プラスミンインヒ　　　　□ その他の線溶異常
　ビター(PI)欠損症

①線溶系には，血栓を溶解するプラスミン，プラスミンの働きを抑
制するα_2プラスミンインヒビター(α_2PI)，プラスミノゲンをプ
ラスミンに活性化する組織型プラスミノゲンアクチベータ(t-
PA)，t-PAの働きを抑制するプラスミノゲンアクチベータインヒ
ビター1(PAI-1)など，さまざまな分子が関係している(**図4-2,
-3参照**)．線溶系の反応が過剰に起こると，止血した血栓が早く
溶けすぎて再出血を起こしてしまう．

②プラスミンとその代表的な阻止因子であるα_2プラスミンインヒビ
ター(α_2PI)が1：1結合した複合体がプラスミン-プラスミン
インヒビター複合体(PIC)である．PICにより，生体内における
線溶活性化の程度を評価することができる．

③先天性出血性疾患には，t-PA過剰症，PAI-1欠損症，α_2PI欠損
症などがある．

1　先天性プラスミンインヒビター(PI)欠損症

1．概念

　先天性プラスミンインヒビター(PI)欠損症では，線溶活性化が高
まり出血傾向をきたす．

2．診断

　プラスミノゲン低下，FDP高値，D-ダイマー高値，PIC低下．
(FDP・D-ダイマーの産生機序については**図4-2, -3**を参照．)

2　その他の線溶異常

①後天的な線溶系異常による出血傾向は，播種性血管内凝固(DIC)，
とくに急性前骨髄球性白血病に伴うDICはプラスミノゲンの活性

化が亢進するため，線溶による出血症状が強くなる．
②トロンビン-トロンボモジュリン複合体は，線溶阻止因子（throm-bin activatable fibrinolysis inhibitor；TAFI）を活性化して過剰な線溶亢進状態を抑制する．

H　血管の異常

学習の目標
☐ アレルギー性紫斑病　　　　☐ その他の血管性紫斑病

アレルギー性紫斑病

1．概念
①血管性紫斑病とは，紫斑（点状出血，斑状出血）を主徴とする疾患で，特別な基礎疾患がない特発性血管性紫斑病と二次性血管性紫斑病に区別される．
②特発性血管性紫斑病：女性にみられることが多い単純性紫斑病や老人性紫斑病，機械性紫斑病で，頻度は高いが臨床検査では異常を認めず，治療も不要である．
③アレルギー性紫斑病〔Schönlein- Henoch（シェーンライン・ヘノッホ）病〕：二次性血管性紫斑病の一種で，感染症に続いて紫斑，関節症状，腹部症状を主徴とするアレルギー性血管炎あるいはIgA免疫複合体が関与する疾患．小児および青少年期に多い．

2．診断
毛細血管抵抗性減弱．出血時間は正常または延長，血小板数・機能は正常．凝固能は正常．IgAが上昇．

その他の血管性紫斑病

その他の血管性紫斑病として，Cushing（クッシング）症候群および副腎皮質ステロイド長期投与による紫斑，先天性出血性毛細血管拡張症〔Osler（オスラー）病〕などがある．

Ⅰ　血栓性素因

::: 学習の目標

□ アンチトロンビン（AT）欠　　□ プロテインＳ（PS）欠損症
　損症　　　　　　　　　　　　□ 抗リン脂質抗体症候群
□ プロテインＣ（PC）欠損症

:::

1．概念

①血栓性素因とは，静脈や動脈に血栓が生じやすい傾向にあること
　を示す．

②先天性血栓性素因：生理的凝固阻止因子であるアンチトロンビン
　（antithrombin；AT），プロテインＣ（protein C；PC），プロテイ
　ンＳ（protein S；PS）の欠損症が知られている（**図11-2**）．

③後天性血栓性素因：代表的なものは抗リン脂質抗体症候群（anti-
　phospholipid syndrome；APS）である．APSの診断には，ループ
　スアンチコアグラントや抗カルジオリピン抗体の測定が必要にな
　る．

2．診断

　AT，PC，PS欠損症で血栓傾向を起こす疾患に共通の検査所見とし
て，凝固能の亢進（APTTの短縮やFDPの軽度上昇，プロトロンビン
フラグメント１＋２の増加），血小板機能の亢進などが認められる．

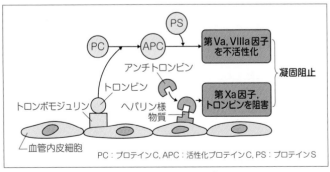

PC：プロテインＣ, APC：活性化プロテインＣ, PS：プロテインＳ

図11-2　抗凝固作用の仕組み

アンチトロンビン (AT) 欠損症

①常染色体顕性（優性）遺伝形式をとる.
②50％程度以下（ヘテロの欠乏症）に減少すると，致死的な静脈血栓塞栓症を起こしやすい.

 プロテインC (PC) 欠損症

①常染色体顕性（優性）遺伝形式をとる.
②ヘテロ接合体は思春期に深部静脈血栓症を，ホモおよび複合ヘテロ接合の重症型は新生児に脳梗塞・出血，かつまたは電撃性紫斑病を起こす.

 プロテインS (PS) 欠損症

①常染色体顕性（優性）遺伝形式をとる.
②わが国の先天性血栓傾向を示す疾患のなかで最も多い.

 抗リン脂質抗体症候群

1．概念

①抗リン脂質抗体とは，カルジオリピン，ホスファチジルセリンなどの陰性荷電を有するリン脂質に対する自己抗体の総称で，抗カルジオリピン抗体，抗β_2-グリコプロテインI抗体やループスアンチコアグラントなどがある.
②抗リン脂質抗体症候群の発生機序は不明であるが，産生された抗リン脂質抗体によって全身の血液凝固が亢進し，習慣性流産や動脈系・静脈系の血栓症を繰り返す疾患である.
③若い女性に好発し，SLEなどの基礎疾患をもつことが多い.

2．診断

APTT延長，血小板数正常，抗リン脂質抗体が陽性.

セルフ・チェック

A 次の文章で正しいものに〇，誤っているものに×をつけよ．

〇　×

1. 抗凝固剤のクエン酸Naは血小板減少を起こしやすい． □ □
2. 特発性血小板減少性紫斑病（ITP）は *Helicobacter pylori* 陽性のことが多い． □ □
3. 血栓性血小板減少性紫斑病（TTP）では神経症状が出現する． □ □
4. 溶血性尿毒症候群（HUS）はエンドトキシンが原因のことが多い． □ □
5. ヘパリン起因性血小板減少症（HIT）ではAPTTが延長する． □ □
6. DICでは破砕赤血球が増加する． □ □
7. 血小板無力症は血小板膜GPIbが欠損している． □ □
8. 後天性血小板機能異常はM蛋白血症で起きることがある． □ □
9. 血友病にはC型がある． □ □
10. von Willebrand病は，先天性の常染色体遺伝性の出血性疾患で第IX因子活性が低下する． □ □
11. 播種性血管内凝固（DIC）ではFDP-DとD-ダイマーが検出される． □ □
12. 重症肝障害ではPIVKAが出現する． □ □
13. ビタミンK欠乏症は抗菌薬投与に関係しない． □ □
14. 後天性血友病Aは第VIII因子製剤の投与で起きることが多い． □ □
15. 先天性プラスミンインヒビター（PI）欠損症ではPIC値が上昇する． □ □
16. 血管内皮細胞は抗血栓性の物質（PAI-1）を産生する． □ □

A 1-×（抗凝固剤のEDTA塩），2-〇，3-〇，4-×（ベロ毒素），5-〇，6-〇，7-×（GPIIb/IIIaの欠損），8-〇，9-×（AとB型），10-×（第VIII因子），11-〇，12-〇，13-×（関係する），14-×（後天性血友病Aは膠原病などで産生される自己抗体によるものだが，第VIII因子製剤の投与で産生される抗体は同種抗体である），15-×（低下する），16-〇（4章のBを参照）

17. アンチトロンビンはトロンビンのみを阻害する． □ □
18. 活性化プロテインCは単独で第Va，Ⅷa因子を阻害する． □ □
19. トロンビンはプロテインCを活性化する． □ □
20. 抗リン脂質抗体症候群では流産を起こしやすい． □ □

B

1．疾患と病因で正しい組み合わせはどれか．**2つ選べ**．

　　□ ① 特発性血小板減少性紫斑病 ——— 血小板関連免疫グ
　　　　　　　　　　　　　　　　　　　　　ロブリンG（PAIgG）
　　　　　　　　　　　　　　　　　　　　　増量

　　□ ② 発作性夜間ヘモグロビン尿症 ——— GPIアンカー型膜
　　　　　　　　　　　　　　　　　　　　　蛋白増量

　　□ ③ Bernard-Soulier症候群 ——————— 血小板膜GPIIb/IIIa
　　　　　　　　　　　　　　　　　　　　　欠損

　　□ ④ 血小板無力症 ————————————— 血小板膜GPIb/IX/
　　　　　　　　　　　　　　　　　　　　　V欠損

　　□ ⑤ 血栓性血小板減少性紫斑病 ——— ADAMTS13活性低
　　　　　　　　　　　　　　　　　　　　　下

2．出血時間が**延長しない**のはどれか．

　　□ ① 特発性血小板減少性紫斑病
　　□ ② アスピリン投与時
　　□ ③ ワルファリン投与時
　　□ ④ 血小板無力症
　　□ ⑤ von Willebrand病

A 17-×（トロンビンと第Xa因子を阻害する．7章のCも参照），18-×（プロテインSが必要），19-○，20-○
B 1-①と⑤（②減少，8章のCを参照．③血小板膜GPIb/IX/V欠損．④血小板膜GPIIb/IIIa欠損），2-③（出血時間が延長するのは血小板の数や質の異常による．③ワルファリンは凝固因子の産生を低下させるが血小板には影響しない）

3. 正しいのはどれか. 2つ選べ.
　□ ① 血友病AではAPTTが延長し，PT，血小板数は正常である.
　□ ② von Willebrand病では血小板数は正常で，出血時間が延長する.
　□ ③ 播種性血管内凝固では一次線溶は亢進しない.
　□ ④ 血栓性血小板減少性紫斑病では破砕赤血球は増加しない.
　□ ⑤ 特発性血小板減少性紫斑病では骨髄巨核球は減少する.

4. 疾患と病因（血栓止血）で誤っているのはどれか.
　□ ① トロンボモジュリンは血管内皮細胞表面に発現している.
　□ ② ワルファリン服薬中の患者が納豆を禁止されるのは，納豆がビタミンKを多く含むからである.
　□ ③ 肝硬変では出血性素因を認める.
　□ ④ 特発性血小板減少性紫斑病（ITP）の治療法としては，濃厚血小板輸血が第一選択である.
　□ ⑤ 血友病患者の症状で頻度が高いのは関節内出血である.

B 3-①と②（③一次，二次線溶ともに亢進する，④増加する，⑤正常〜増加），4-④（副腎皮質ステロイド投与，摘脾，*H.pylori*除去）

索 引

和 文

あ

アウエル小体　141
悪性貧血　120, 127, 142
悪性リンパ腫　165
アスピリン　36
アズール顆粒　24, 25
圧挫伸展標本　84
アミラーゼ（唾液）消化試験　80
アルカリホスファターゼ　24
アルカリホスファターゼ染色　79
アレルギー性紫斑病　188
アンチトロンビン　47, 48, 49, 107, 108
アンチトロンビン欠損症　190
アンチプラスミン　110

い

医学教育用基準範囲　135
異型リンパ球　143
異常ヘモグロビン症　128
異常リンパ球　143
一次凝集　94
一次止血　33
一次線溶　50, 52
遺伝性球状赤血球症　69, 128
遺伝性ミエロペルオキシダーゼ欠損症　143
陰圧法　94
インターロイキン　7

う

ウイルス関連血球貪食症候群　140

ウエッジ標本　73
ウニ状赤血球　83
ウロキナーゼ型PA　111

え

エステラーゼ染色　78
エステラーゼ二重染色　78
エリスロポエチン　7
遠心塗抹標本　73

お

オキシヘモグロビン法　59
温式AIHA　125

か

外因系　42, 43
各凝固因子のインヒビター　108
核-細胞質比　15
核周明庭　15, 26
核小体　24
核の異常　141
活性化部分トロンボプラスチン時間　98
活性化プロテインC　46
過分葉核好中球　142
カボット環　83, 131
鎌状赤血球　83
鎌状赤血球症　129
可溶性フィブリンモノマー複合体　104
顆粒球　1, 21, 23
顆粒球系前駆細胞　22
顆粒球コロニー刺激因子　7

顆粒球コロニー刺激因子産生腫瘍　135
顆粒球-単球系前駆細胞　21
顆粒球・マクロファージコロニー刺激因子　7
カルシウムイオン　36, 44
ガワーズ液　63
間期　10
還元型ヘモグロビン　17
桿状核球　21, 23, 24, 27
環状鉄芽球　76
間接ビリルビン　19
寒冷凝集素症　125

き

奇形赤血球　80, 82, 83, 84, 130
希釈ラッセルヘビ毒時間　113
基準範囲　58, 135
偽性血小板減少　173
偽ペルゲル核異常　142
寄生虫　24, 27
球状赤血球　80, 83, 84
急性巨核芽球性白血病　153
急性骨髄性白血病　141, 149
急性骨髄単球性白血病　153
急性前骨髄球性白血病　152
急性単球性白血病　153
急性白血病　149
急性リンパ性白血病　154
強拡大　82
鏡検法による血球観察　81
凝固因子　5
凝固因子インヒビター　112, 186
凝固因子活性　100
凝固因子の産生・構造・機能　43
凝固カスケード　34, 43, 47
凝固機序　42
凝固検査　96
凝固制御因子　47, 48

凝固・線溶系　42
凝固・線溶阻止物質の検査　107
凝固・線溶の検査　96
凝固促進　36
凝固の制御機構　47
凝集　35
胸水標本　85
胸腺　9
共通系　43
巨核芽球　26, 28
巨核球　27, 28
巨核球系前駆細胞　28
巨赤芽球性貧血　127, 142

く

クラスII主要組織適合遺伝子複合体　25
クロスミキシング試験　111, 186

け

形質細胞　23, 27
系統不明な急性白血病　154
血液凝固因子　33
血液細胞形態検査　73
血液の基礎　1
血液の機能　4
血液の性状　3
血液の成分　1
血液量　3
血管　33
血管拡張　34
血管・血管内皮下組織　37
血管・血小板関連の検査　93
血管・止血関連検査　93
血管収縮　34
血管性紫斑病　188
血管内皮細胞　33, 53
血管の異常　188
血管の機能　34

血球　1, 14
血球回転　10
血球算定に関する検査　57
血球数算定　63
血球貪食症候群　140
血球の産生　6
血球の分化・成熟　6
血球粒度分布　61
血色素　17
血漿　1
血漿蛋白　1
血小板　1, 5, 27, 28, 33
血小板因子　37
血小板関連IgG　95
血小板機能異常　178
血小板凝集計　94
血小板凝集能　94
血小板形態異常　180
血小板血栓　33
血小板減少　173
血小板数　61, 67
血小板増加　177
血小板第3因子　37
血小板粘着能　94
血小板の機能　35
血小板無力症　95, 178, 179
血小板粒度分布幅　61
血清　1, 37
血栓・止血系の疾患の検査結果の評価
　173
血栓性血小板減少性紫斑病　38, 126,
　174, 175
血栓性素因　189
血餅　1, 37
血餅収縮　37
血友病　181
血友病A　46, 112, 181
血友病B　46, 181
原発性骨髄線維症　155, 157

原発性マクログロブリン血症　131,
　164
ゲンプレヒトの核影　143

こ

好塩基球　1, 21, 23, 24, 27
好塩基球増加　137
好塩基性赤芽球　14, 15, 16
好塩基性斑点　83, 131
光学的方式　57
抗凝固剤　2
抗血栓性　35
抗原提示能　25
後骨髄球　21, 23, 27
交差混合試験　111
好酸球　1, 21, 23, 24, 27
好酸球減少　140
好酸球増加　136
厚層塗抹標本　73
抗体　27
抗第VIII因子抗体　112
高地在住　129
好中球　1, 5, 21, 23, 24
好中球アルカリホスファターゼ活性
　138, 156
好中球核過分葉　142
好中球減少　139
好中球増加　135
後天性凝固異常　183
後天性血小板機能異常　179
後天性血友病　186
後天性免疫不全症候群　140
高分子キニノゲン　44, 46
抗リン脂質抗体　108, 113
抗リン脂質抗体症候群　113, 190
国際標準比　98
誤差要因　61
骨打ち抜き像　163
骨髄　8

骨髄異形成症候群　127, 141, 142, 159
骨髄異形成症候群のWHO分類　160
骨髄芽球　21, 22, 24, 26
骨髄球　21, 23, 24, 27
骨髄球系幹細胞　14
骨髄腫および類縁疾患　163
骨髄生検　157
骨髄像　84
骨髄増殖性腫瘍および類縁疾患　155
骨髄プール　21
混合型急性白血病　154

さ

細小管障害性溶血性貧血　126
再生不良性貧血　120, 123
細胞質の空胞形成　141
細胞周期　10
細胞性免疫　5
細胞性免疫検査　73, 86
細胞表面抗原　86
殺菌　24, 25
砂糖水試験　126
左方移動　135, 142
サラセミア　69, 120, 123
酸化Hb法　59
酸素化ヘモグロビン　17

し

シアンメトヘモグロビン法　59
シェーンライン・ヘノッホ病　188
止血　5
止血機構　33
止血・血栓形成に関わる因子　37
止血作用　29
止血栓形成の開始機構　33
自己免疫性溶血性貧血　125
シデロサイト　76
シデロブラスト　76

自動血球計数器法　57
自動赤沈測定装置　68
弱拡大　81
重症肝障害　185
重症細菌感染症　141
出血時間　93
シュフナー斑点　66, 83, 131
腫瘍壊死因子　25
循環血液量　3
循環血球量　3
循環血漿量　3
循環プール　21
小球性赤血球　82, 83
小球性低色素性貧血　82, 120
小球性貧血　60, 83, 122
シリングテスト　127
人工的変性　141
真性赤血球増加症　155, 156
腎性貧血　125

す

髄液標本　85
髄外造血　9
ストレージ・プール病　178
スピナー標本　73

せ

正球性正色素性貧血　82, 120
正球性赤血球　82
正球性貧血　60, 123
正色素性赤血球　84
成熟赤血球　14
成人T細胞白血病/リンパ腫　166
正染性赤芽球　14, 15, 17
生体の調節　4
生体の防御　5
赤芽球　27, 83
赤芽球癆　124
赤白血病　153

赤血球　1, 4, 14, 16, 27
赤血球凝集　83, 84
赤血球系細胞　15
赤血球系疾患の検査結果の評価　118
赤血球系前駆細胞　14, 16
赤血球形態異常　83, 130
赤血球酵素異常症　129
赤血球指数　60
赤血球浸透圧抵抗試験　69
赤血球数　58, 63
赤血球増加　129
赤血球沈降速度　68
赤血球内封入体　66
赤血球粒度分布幅　61
接触因子　42, 46
セリンプロテアーゼインヒビター
　48
線維素溶解　50
前巨核球　28
全血比重　3
前骨髄球　21, 23, 24, 27
前赤芽球　14, 15, 16, 26
前単球　27
先天性血小板機能異常症　179
先天性出血性疾患　181
先天性プラスミンインヒビター欠損症
　187
先天性溶血性貧血　128
線溶　50
線溶異常　187
線溶因子　33
線溶因子の産生・構造・機能　50
線溶機序　50
線溶検査　101
線溶現象　50
線溶の制御機構　53

そ

造血因子　6

造血幹細胞　6
造血器官　8
造血器腫瘍の検査結果の評価　148
造血器腫瘍の分類　148
相対的赤血球増加　129
続発性血小板減少　176
阻止因子　33
組織因子　43, 44, 45
組織型PA　111
組織型プラスミノゲンアクチベータ
　50
その他の穿刺液像（リンパ節・髄液を
　含む）　85

た

第Ⅰ因子　44
第Ⅱ因子　44, 45, 47
第Ⅲ因子　44, 45
第Ⅳ因子　44, 46
第Ⅴ因子　44, 46
第Ⅶ因子　44, 46, 47
第Ⅷ因子　44, 46
第Ⅸ因子　44, 46, 47
第Ⅹ因子　44, 47
第Ⅺ因子　44, 46
第Ⅻ因子　44, 46
第ⅩⅢ因子　44, 46
体液性免疫　5
大顆粒リンパ球性白血病　167
大球性正色素性貧血　82, 120
大球性赤血球　82, 83
大球性貧血　60, 127
大区画　64
大小不同　130
大小不同症　83
胎生期造血　6
楕円赤血球　83
多染性赤芽球　14, 15, 17
多染性赤血球　83, 84, 131

脱核　14
脱顆粒　142
脱酸素ヘモグロビン　17
多能性造血幹細胞　6, 14, 16, 22
多発性骨髄腫　131, 163
多量体　38
単芽球　22, 26
単球　1, 5, 21, 22, 25, 27
単球増加　137
単染色　75

ち

チェディアック・東症候群　143
中拡大　82
中区画　64
中毒性顆粒　141
チュルク液　63
超生体染色　65
超生体染色法　15
直接クームス試験　125
直接ビリルビン　19
チロシンキナーゼ*JAK2*遺伝子　156

て

低色素性赤血球　83, 84
デーレ小体　141
鉄　18, 19
鉄芽球　76
鉄芽球性貧血　120, 122
鉄欠乏性貧血　120, 122
鉄赤血球　76
鉄染色　76
電気抵抗方式　57, 85
伝染性単核球症　143

と

特異的エステラーゼ　78
特殊顆粒　24
特殊染色　76, 84

特発性血小板減少性紫斑病　173, 174
塗抹標本の作製法　73
トロンビン　43, 47
トロンビン-アンチトロンビン複合体　106
トロンボポエチン　7, 28
トロンボモジュリン　47, 48, 49, 108
貪食　5, 24, 25

な

内因系　42
捺印標本　85

に

二次凝集　94
二次止血　33, 34
二次性血小板増加　177
二次性赤血球増加　129
二次性貧血　120, 124
二次線溶　50, 52
二重染色　75
二相性赤血球　83, 84

ね

ネガティブ・フィードバック機構　48
粘着　35
粘度　4

の

濃染顆粒　28, 36

は

ハインツ小体　66
ハウエル・ジョリー小体　66, 83, 131
白赤芽球症　157
薄層塗抹標本　73

破砕赤血球　80, 83, 84, 126, 175, 184
播種性血管内凝固　174, 183
パターン認識法　85
白血球　1, 21
白血球系疾患の検査結果の評価　135
白血球形態異常　141
白血球減少　139
白血球自動分類　85
白血球数　60, 63
白血球増加　135
発色性合成基質法　100
パッペンハイマー小体　66, 83, 131
パルボウイルスB19による後天性赤
　芽球癆　124
ハンター舌炎　127

ひ

ビーズカラム　94
比重　3
脾臓　8
ビタミンK欠乏症　185
ビタミンK依存性凝固因子　47
ビタミンB$_{12}$欠乏　127
非特異的エステラーゼ　78
菲薄赤血球　83
非Hodgkinリンパ腫　165
非ホジキンリンパ腫　165
標的赤血球　69, 83
表面抗原　25
貧血　118
貧血の分類　118

ふ

ファゴット細胞　141
ファンコニ貧血　124
不安定因子　44, 46
不安定ヘモグロビン症　129
フィブリノゲン　44, 99

フィブリノゲン/フィブリン分解産物
　103
フィブリノゲン分解　50, 52
フィブリン　43
フィブリン安定化因子　44, 46
フィブリン血栓　33, 34
フィブリンの析出　97
フィブリン分解　50, 52
フィラデルフィア染色体　156
封入体　82, 84, 131
副腎皮質ステロイド　140
腹水標本　85
普通染色　75
物質の運搬　4
プラスミノゲン　101, 108
プラスミノゲンアクチベータ　50,
　108
プラスミノゲンアクチベータインヒビ
　ター　53, 111
プラスミノゲンアクチベータインヒビ
　ター1　108
プラスミン　50, 108
プラスミンインヒビター　110
プラスミン-プラスミンインヒビター
　複合体　106
プレカリクレイン　44, 46
フローサイトメトリ　85
フローサイトメトリ法　66, 87
フローサイトメトリ方式　57
フロー方式　85
プロテインC　47, 48, 49, 108, 109
プロテインC欠損症　190
プロテインS　47, 48, 49, 108, 109
プロテインS欠損症　190
プロトロンビン　44, 45
プロトロンビン時間　97
分子マーカー　103
分布異常　82
分葉核球　21, 23, 24, 27

分裂期　10

へ

ヘアリー細胞白血病　161
平均赤血球ヘモグロビン濃度　60
平均赤血球ヘモグロビン量　60
平均赤血球容積　60
ヘパリン起因性血小板減少症　176
ヘマトクリット値　59, 64
ヘモグロビン　14, 17, 18
ヘモグロビン濃度　59
ペルオキシダーゼ染色　77
ペルゲル・フエット核異常　142,
　143
ベルナール・スーリエ症候群　178
辺縁プール　21

ほ

放出　35
ホジキンリンパ腫　165
発作性夜間ヘモグロビン尿症　124,
　126
本態性血小板血症　155, 158, 177

ま

マイコプラズマ感染症　125
マクロファージ　18, 21, 22, 27
マクロファージコロニー刺激因子　7
末梢血血液像　81
末梢血塗抹標本の作製法　73
末梢血の基準範囲　58
マルチカラー解析　88
マルチマー　38
慢性炎症性疾患による貧血　122
慢性骨髄性白血病　142, 155, 156
慢性骨髄単球性白血病　158
慢性リンパ性白血病　161
慢性リンパ性白血病および類縁疾患
　161

み

ミエロペルオキシダーゼ　24
ミクロヘマトクリット法　64

む

無顆粒球症　139
無形成分　1, 2

め

メイ・ヘグリン異常　141, 180
メトヘモグロビン　18
メトヘモグロビン血症　129
免疫学的血小板数算定　67
免疫組織化学染色　88
免疫組織化学法　88

も

毛細血管抵抗試験　94
毛細血管透過性　35
網赤血球　14, 16
網赤血球数　60, 65

ゆ

有棘赤血球　83
有形成分　1
遊離型ビリルビン　19

よ

陽圧法　94
溶血　19
溶血性尿毒症症候群　126, 174, 175
溶血性貧血　129
溶血の検査　69
葉酸欠乏　127
用手法　63

ら

ラウリル硫酸ナトリウム法　59

ラッセル小体　142
ラテックス凝集比濁法　109
ラテックス凝集法　103, 104
ランセット　93

り

リゾチーム　24
輪状核好中球　142
リンパ球　1, 22, 25
リンパ球系幹細胞　14
リンパ球減少　140
リンパ球増加　138
リンパ節生検　85
リンパ組織　8

る

涙滴赤血球　80, 83, 84, 157

類白血病反応　138
ループスアンチコアグラント　108,
　112, 113
ルンペル・レーデ試験　94

れ

連銭形成　83, 84, 131, 163

わ

ワルデンストレーム・マクログロブリ
　ン血症　164
ワルファリン　98

ギリシャ文字

α_2PI　108
α_2プラスミンインヒビター　108
α顆粒　28

欧　文

A

ADAMTS13　38, 175, 176
AIDS　140
AIHA　125
ALL　154
AML　149
AMMoL　153
AMoL　153
APL　152
APTT　98
AT　107, 108
ATLL　166
AT欠損症　190
Auer body　141

B

*BCR-ABL1*融合遺伝子　156

Bernard-Soulier症候群　95, 178,
　179, 180
BFU-E　14, 16
Brecher-Cronkite法　67
Brecher法　65
B細胞　8, 22, 25, 27
Bリンパ球　8, 22, 25, 27

C

Ca^{2+}　36, 44
Cabot環　131
CD55　126
CD59　126
CD分類　86
CFU-E　14, 16
CFU-GM　21
CFU-Meg　28
Chédiak-Higashi症候群　143

CLL　161
CML　155, 156
CMML　158
Cushing症候群　140

D

DIC　174, 183
Döhle小体　141
Duke法　93
D-ダイマー　52, 104

E

EBウイルス　143
ELISA法　109
EPO　7
ET　155, 158

F

FAB分類　148
faggot細胞　141
Fanconi貧血　124
FCM法　87
FCM方式　85
FDP　51, 103
fibrin/fibrinogen degradation
　products　51

G

G₀期　10
G₁期　10
G-CSF　7
G-CSF産生腫瘍　135
G-CSF製剤投与　141
Giemsa染色　75, 76
GM-CSF　7
Gowers液　63
GPIb/IX/V複合体　28, 36
GPIIb/IIIa複合体　29, 36
Griffin-Stanford法　69

H

Gumprechtの核影　143

Ham試験　126
Hb　59
HbA　18
HbA1c　18
HbA2　18
HbF　18
HbO₂　17
HCL　161
Heinz小体　66
Helicobacter pylori　174
HiCN法　59
HIT　176
HL　165
Hodgkinリンパ腫　165
Howell-Jolly小体　66, 131
HPS　140
HS　128
Ht　59
HTLV-1ウイルス　166
Hunter舌炎　127
HUS　126, 174, 175

I

ICSH　59
IL-1　25
IL-2　7
IL-3　7
IL-4　7
IL-5　7
IL-6　7
INR　98
ITP　173, 174
Ivy法　93

K

kitリガンド　7

L

LA 112, 113
LGL 167

M

M/E比 84
May-Grünwald-Giemsa染色 75, 76
May-Hegglin異常 141, 180
MCH 60
MCHC 60
M-CSF 7
MCV 60
MDS 159
MG染色 75
MHC 25
MPN 155
MPO欠損症 143
M期 10
M蛋白血症 163

N

N/C比 15, 23
NAPスコア 80, 138, 156
NHL 165
NK細胞 22, 27

P

PA 108
PAI 53, 111
PAI-1 108
PAIgG 95
Pappenheimer小体 66, 131
Pappenheim染色 75
Parpart法 69
PAS染色 80
PC 108, 109
PC欠損症 190
PDW 61

Pelger-Huët核異常 142, 143
Ph1染色体 156
PIC 106
PIVKA 185
PI欠損症 187
Plt 61
PMF 157
PNH 124, 126
PS 108, 109
PS欠損症 190
PT 97
PV 155, 156

R

RBC 58
RDW 61
Ret 60
Russell小体 142

S

SCF 7
Schönlein-Henoch病 188
Schüeffner斑点 66, 131
SFMC 104
SLS法 59
stem cell factor 7
storage pool病 95, 178, 179, 180
Sudan black B染色 77
S期 10

T

TAT 106
TF 43, 44, 45
TNF 25
t-PA 50, 111
TPO 7, 28
TTP 38, 126, 174, 175
Türk液 63
T細胞 8, 22, 25, 27

T リンパ球　8, 22, 25, 27

U

u-PA　50, 111

V

VAHS　140
von Willebrand因子　28, 35, 37, 38, 44
von Willebrand病　95, 182

VWD　182
VWF　35, 37, 38, 44
VWF（抗原量，活性）　99

W

WBC　60
Westergren法　68
WHO分類　148
Wright染色　75

ポケットマスター臨床検査知識の整理
臨床血液学　第2版　　　　　　　ISBN978-4-263-22423-6

2018年12月 5 日　第1版第1刷発行
2021年 7 月10日　第2版第1刷発行

編　者　新臨床検査技師
　　　　教育研究会

発行者　白　石　泰　夫

発行所　**医歯薬出版株式会社**

〒113-8612　東京都文京区本駒込1-7-10
TEL （03）5395-7620（編集）・7616（販売）
FAX （03）5395-7603（編集）・8563（販売）
https://www.ishiyaku.co.jp/
郵便振替番号 00190-5-13816

乱丁，落丁の際はお取り替えいたします．　　　　印刷・真興社／製本・愛千製本所